《药会图》抄本校注

谭波◎校注

中国健康传媒集团

中国医药科技出版社

内 容 提 要

《药会图》由清代山西儒医郭廷选创作，为中国首部完整的药性剧剧本，填补了中国戏剧题材空白。故事以甘草的女儿菊花和女婿金石斛的婚事为线索设计情节。书中人物以中药拟人而命名，共分十回，涉及中药488味，涵盖根基类、全草类等中药材。本次对道光二十一年手抄本进行校注，对于《药会图》及其版本研究以及中医药文化和戏剧文化推广具有重要史料价值。

图书在版编目（CIP）数据

《药会图》抄本校注 / 谭波校注 . — 北京：中国医药科技出版社，2022.8
ISBN 978–7–5214–3370–8

Ⅰ . ①药… Ⅱ . ①谭… Ⅲ . ①本草—中国—清代 Ⅳ . ① R281.3

中国版本图书馆 CIP 数据核字（2022）第 156714 号

美术编辑 陈君杞
版式设计 也 在

出版 **中国健康传媒集团** | 中国医药科技出版社
地址 北京市海淀区文慧园北路甲 22 号
邮编 100082
电话 发行：010-62227427 邮购：010-62236938
网址 www.cmstp.com
规格 710×1000mm $^1/_{16}$
印张 16 $^1/_4$
字数 259 千字
版次 2022 年 8 月第 1 版
印次 2022 年 8 月第 1 次印刷
印刷 北京盛通印刷股份有限公司
经销 全国各地新华书店
书号 ISBN 978-7-5214-3370-8
定价 48.00 元

获取新书信息、投稿、为图书纠错，请扫码联系我们。

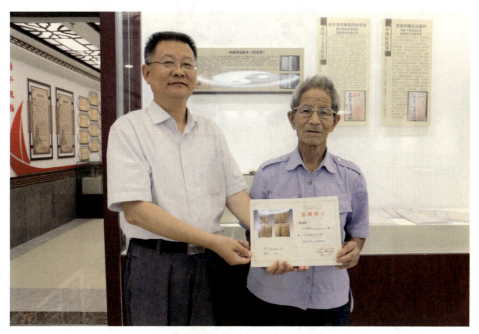

谭波为高瑞海颁发捐赠证书

贺弟子谭波新书校点药绘图剧本出版

梨园橘井香

杏林高歌传

辛丑春　金世元

金世元国医大师为本书题词

王　序

　　中医药乃我之国粹，其保障民族发展繁衍之功既广且伟。然其科目繁多，药理艰深，人多畏之。故世人明中医药之理者少，入其堂奥者少之又少。清代晋人儒医郭廷选深谙此情，立志拓而展之，易深奥升为通俗，以布大众。遂以药之名拟人之名，以药之性化人之性，以药之和与反、忌与畏演绎人世间之善与恶、相知与争斗。费时数载，撰成戏剧一部。其念白、唱词亦多讲药性，析药理，而剧中人物之喜怒哀乐，情节之悲欢离合，语言之寓庄于谐，又皆得妙趣。开卷引人入胜，掩卷而有所得。郭君借戏曲之乐寓教化之功，得普及中医药之效，可谓心裁别出，匠心独具。

　　谭波同志于 2017 年收得此书之手抄本，视之若珍，仔细整理修补，认真校勘标点，并为疑难之处作注，虽非脱胎换骨，堪为焕然一新。拟于近日付梓印行，并择机搬上舞台，进而现于银幕银屏，以助人知药、识药、明性、通理。此诚为一善举。

　　今邀己作序，盛情难却。余于中医药所知甚微，勉力为之以应，敬请方家教正。

王庆德

2021 年 10 月

前言

2017年春，余应邀到寨子崮村高凌云老宅造访。寨子崮绿树葱茏，青山巍巍，民风淳朴而好客。高父瑞海从医，载誉乡里，今赋闲在家，身体尚健。因是同行，与我相谈甚洽。说到高兴处，起身走进内室，取出一旧纸包，内藏古书一部。开卷尘飞，显然多年未曾动过。瑞海道：爷爷高宽御一生从医，晚年收得此书，是讲中医药的，家中无人能识，又不忍丢弃，送你看看，或许能派上用场。事关中医药，乃我本分，欣然受之。

当晚，在灯下观览，原是一部手抄剧本。著者为清代嘉庆年间晋人儒医郭廷选。手抄本成于清道光二十一年（1841年）秋。高宽御收藏后，更名为《药性小演唱》，在当地演出。剧本又传三世至今。

统观全剧，共分十回，涉及中药近500味。剧中以中药名拟人物，生旦净末丑俱全。人物皆符药性，人物关系亦从配伍修和，唱词念白述说了十九畏十八反、妊娠禁忌等。可谓活用本草，锻炼成书，确于医道有补。

该《药会图》手抄本迄今已近200年，纸张多处破损，字迹模糊。为方便阅读，遂逐页抻展修补，且勘正错讹，加以标点，并对疑难处及方言土语作了注释。虽水平有限，亦勉力为之。

中医药是中华民族繁衍生息的重要保障，但典籍繁多，且艰深费解，许多人望而却步。《药会图》道光二十一年手抄本的发现，可以窥见临朐以戏曲普及中医药的实践。戏曲为人们所喜闻乐见，台下观戏无人觉其繁难，故自然乐此不疲。寓教于乐，可观戏识药，一剧看罢，略窥本草，即收事半功倍之效。

近日，中国医药科技出版社拟将《〈药会图〉抄本校注》付梓出版，随后即可搬上舞台、银屏，使之为普及中医药发挥积极作用，亦不负先贤著述传承之良苦。

谭　波

2022 年 7 月

校注说明

  本书对高瑞海先生祖上流传下来的道光年间手抄药戏剧本《药性小演唱》(原名《药会图》)进行校注。目前考证,《药会图》为嘉庆十三年(1808年)由古晋壶关儒医郭廷选撰。故事以甘草的女儿菊花和女婿金石斛的婚事为线索,涉及金石斛降妖、灭贼,高榜得中,又遇番鳖子造反,金石斛随大黄将军征讨,以及请甘草解毒和国等。故事跌宕起伏,曲折动人。在台词和唱段中,将中药的药名、药性、功能及适应证,巧妙地与故事情节紧密扣合。《药会图》是中国首部完整的药戏剧本,填补了中国戏剧题材空白,对于中药文化和戏剧文化的推广起到了积极的作用。

  为方便后人阅读进行校注,校注过程中主要参阅了道光十九年抄本和其他版本。

  一、校注充分尊重原抄作,尽管本戏相较其他剧本疑有缺漏,但因不影响故事情节发展,未做内容增减。

  二、繁体字、异体字转化为规范简化字,保留通假字,将竖排改为横排,并据文义添加标点。

  三、采用现代剧本模式排版。原文人物多用简称,今统一改为较为公认的全称,如"甘"为"甘草"。

四、对明显错讹字，直接予以纠正，使文义畅通，不在校注中说明。

五、戏文由于传抄于民间，演出融合方言口语较多，为保持民俗原味，以原文直录，并注明今义。

六、采取边批方式，偶以点评发表笔者评论。

七、为使读者一睹抄本原貌，将影印图录附后。

八、戏中出场或言及中药488种，为使读者进一步了解药性，按出场顺序专列戏中药物简介一篇。

此次校注虽然参考了多方面的资料，但由于学识水平有限，难免有错谬不妥之处，敬请广大读者提出宝贵意见。

目 录

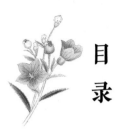

自　序

　　余常留于医道非一日矣。甲子夏^①，与原任宝丰县^② 邱公^③，忽谈及《草木春秋》，乃谓其无益于人也。余不禁有感于药性，因即不揣其固陋，择其紧要，划其错误，编作戏文一本，生、旦、净、末演成一段。实悲欢离合，弄出许多谈笑。名士见之固可喷饭，俗人见之亦可消遣。乃吾之意不在此。尝考周礼，医师以十全为上，十失一次之，十失二又次之，无以此求。之于晚近，即十失二三之医，果伊谁也？！诚令人目击而叹！而知其脉理之未精，亦以其药性之不明。若然则《本草纲目》，其读之便然而繁矣！繁则畏其难，难则苦而不入。其将谓岐黄一道，茫乎不知其畔岸，浩乎莫测其津涯。吾以惟弗学为得信，如是也。则圣人设医药以济夭死之谓何？！吾固妄出此书，使人之有心于药性者，直以戏本玩之，既非苦其所难，自然乐于诵观。观药性，亦即忘其药性；观戏场，亦即忘其为戏场；则药性不至有冒昧^④ 之失；服药者，不至有蒙蔽之冤^⑤。而吾之心已足矣！然，未必尽如人意也。彼好高者，则总有呼我为愚者，吾即应之以为愚；呼我为狂者，吾即应之以为狂。但求不愧吾心，庶于医道，不无小补与耳，是则吾之志也夫。

　　（道光二十一年岁次辛丑新秋时抄于萃华斋）^⑥

① 据清道光十九年抄本补入。以下简称"道光本"。甲子夏，嘉庆九年，公元 1804 年。

② 宝丰县，位于河南省，现属平顶山市。

③ 邱公，邱士俊，贵州大定府人，庚寅恩科举人，嘉庆四年任宝丰县知县，自署黔南邱士俊，为本书作序。其序附后。

④ 原抄作"胃味"。

⑤ 人人知其药性，普及中医药知识，何其重要！

⑥ 原《药会图》的作者，在自己所写的《序》下面没有署名。"道光二十一年岁次辛丑新秋时抄于萃华斋"，是做该手抄本的时间和地点。据黔南邱士俊序云，此书由"晋之郭子秀升先生"所写。

附：邱序

序　黔南邱士俊拜识 ①

医之一道，甚难言也。医者，意也，必得心领神会，方能应手。而药性之补泻寒热，攻表滑涩，种种不一，更得深识其性，然后可以随我调度。故用药譬之行兵，奇正变化，神明莫测。晋之郭子秀升先生，儒医也。穷极《素问》，阐抉《灵枢》，而居心慈祥，人品端方，非市井者俦。余与订交，不殊金兰。其暇谱有传奇一则，乃群药所会。余阅之，不胜佩服。遂观其首，曰《药会图》。要知非游戏也，实在使诸药之寒热攻补，简而甚明，则显而易学。业仁术者果会心于此，庶于医道不无小补云 ②。

① 据道光十九年抄本，邱序应在自序前，因本抄本提及邱公，故附录于后。

② 本戏非为游戏。寓教于乐也，仁心良苦在此。

第一回　栀子斗嘴

甘草白引： 名传上古羲世皇，品重当今医士家。

光阴送尽两鬓苍，变理功名四海扬。

药石金囊济[1]百姓，多少调处惟我强。

白： 老汉姓甘名草，山西汾州府平和村人氏[2]。

不幸妇人早亡，所生一女名叫[3]菊花。

曾许于金石斛为婚，年方二八尚未出阁，

思量起来，好不愁闷人也。

唱： 有百草，各方出，名传不朽。

一个个，显奇能，万病无忧。

谁似我甘草味，差调药性。

也善会解百毒，克状无猷。

就叫我，温中去，炙则有益[4]。

但是俺，年高迈，女大难留。

（二贼执聘上场）

正贼　白： 伙计！这就是甘草门首，待我叫他一声。

里边有人吗？！

甘草　白： 栀子哪里？

（栀子上）

① 原抄作"几"。
② 甘草，以山西汾阳产为道地，称汾甘草，其性平和，称和中之国老，故云。
③ 原作"叫"，同"叫"。后同。
④ 甘草生则清热解毒，炙则补脾益气。

第
一
回
栀
子
斗
嘴

3

① 所言逐水寨，乃大戟、甘遂、芫花等峻下逐水之属。

② 形容女子长得漂亮。

③ 此处隐言菊花与金石斛已有婚约。

④ 水飞，双关语：一是临朐方言摔飞的意思，二是一种中药炮制方法。将中药加水研磨，去除有毒有害物质，将干燥沉淀物研磨成极细粉末。

⑤ 蚕吃，临朐方言慢慢吞食的意思。

⑥ 双关语，一曰贼寇，二曰中药草豆蔻。

⑦ 草豆蔻之功也。

⑧ 篱边花，菊也。陶渊明"采菊东篱下"是也。花未放，言未婚配也。

栀子　白：有！爷爷讲说什么？

甘草　白：看是何人叫门。

栀子　白：晓得！

栀子惊白：呀！你们是什么人？

正贼　白：俺乃逐水寨①来的！要见你家爷爷。

栀子　白：少待。

（栀子进屋）

栀子　白：逐水寨有人要见。

甘草　白：待我去看。

　　　　你们到此何故？

二贼　白：我家大王闻听你家菊花小姐最有艳色②，

　　　　今送来玉盆绣帐，要聘你女儿成亲。

甘草怒白：胡说。

　　唱：你竟敢，攀石斛③，横行无忌。

　　　　我定要，打碎你，还要水飞④。

　　　　恼一恼，蚕吃⑤了你这草寇⑥。

　　　　才免得，腹内疼，寒也不畏⑦。

甘草　白：你们还不走开！

正贼　白：伙计，他竟骂起来了，这便怎么样？

副贼　白：咱回去见了大王再做商议。

正贼　白：罢了，只是便宜他了！

　　　　（贼下，甘草进门）

甘草怒白：好恼！好恼！

　　　　（小旦扮菊花，副旦扮木香，同上）

菊花　唱：篱边花未放⑧，情蝶意何堪，

　　　　欲识前胡性，开胸结嗽痰。

4

白：爹爹^①你与何人吵嚷？

甘草　白：女儿哪晓，逐水寨出了海藻、大戟、甘遂、芫^②花四个水寇，送来玉盆绣帐，要娶我女儿成亲，方才被我抢白^③而去了！

菊花　白：呀！不好了！

　　　唱：奴本是贞洁女，去风明目，
　　　　　到如今有灾难，谁傲雪霜^④。
　　　　　他好似茯苓皮，治汝^⑤肿胀。
　　　　　还有些气不顺，须用木香。

　　　白：爹爹，孩儿浑身汗出，心内烦躁。

甘草　白：如此，栀子去请黄医生来，与你疗病便了。
　　　　　木香，将你姑娘扶在东篱，好好伺候。

木香　白：晓得。

　　　　　（二旦下）

甘草　白：嗳！想那海藻、大戟、甘遂、芫花这些贼寇，原与我相反，已属可恶。又闻半夏、瓜蒌、贝母、白蔹、白及反乌头，诸参、细辛、芍药反藜芦，纷纷相争，真来可畏人也^⑥。

　　　唱：骇的我菊花儿，神昏气短。
　　　　　不住地浑身战，汗出如津。
　　　　　闻听说老黄芪，善治此症^⑦。
　　　　　只得去奉请他，调治儿身。

　　　白：我想那老黄芪，补中益气，固有长专，他就是调理杂症亦皆有奇方。那一日在天门前、麦门^⑧后摇起兜铃，忽然闪出两个妇人，一个叫知母，头带一支旋覆花，脸擦着

① 原文作爷爷。临朐方言把父亲叫爷，为避免混辈，以下菊花叫甘草爹爹，栀子叫甘草爷爷。

② 原抄作"莞"，芫之误也。

③ 抢白，临朐方言，批评斥责。

④ 苏东坡有诗：菊残犹有傲霜枝。菊花功能祛风明目。

⑤ 原文"女"，通汝。

⑥ 此段言中药十八反也，歌曰：本草明言十八反，半蒌贝蔹及攻乌；藻戟遂芫俱战草，诸参辛芍叛藜芦。十八反注定了剧情中逐水寨与甘草一家相反为仇。

⑦ 神昏气短，汗出如津，黄芪之功治。

⑧ 麦门冬也。

5

① 贝母有二：一曰浙贝母，二曰川贝母。

② 此段处处是药，句句是药。止咳之药备矣。天门冬、麦门冬、马兜铃、知母、款冬花、元明粉、桔梗。

③ 川楝子也。

④ 伏龙肝也，为经多年用柴草熏烧而结成的灶心土，用时布包熬汤澄清用水，故名胶泥水。善治虚寒呕吐、泄泻，水土不服。

⑤ 原抄作"莃签草"。

⑥ 甘草所唱与药性赋无异。以下留意熟读可为医。

天花粉；一个叫贝母 ①，头带一支款冬花，脸擦着元明粉。款动金莲，来求咳嗽奇方。黄芪即左盼右顾，只见她头顶上俱是止咳嗽的奇药。立定桔梗，会成一方，便将他热咳痰喘一并治去，真可谓国手无双也 ②。

甘草　唱：你常牵一羚羊，善清肝肺。

带一挂金铃子 ③，治疝杀虫。

饮一些胶泥水 ④，呕吐难治。

吃一把豨莶草 ⑤，除湿去风。

上常山理痰结，瘟疟并治。

又吃些山豆根，并止咽疼。

白：栀子快去请黄医生来，与你姑娘疗病。

栀子　白：爷爷，我姑娘有病，你何不自己调治？

甘草　白：栀子听我道来。

唱：那香附理滞气，调经最要。

侧柏叶理崩漏，善治血伤。

熟地黄能补血，且疗虚损。

生地黄能凉血，更医诸疮。

赤芍药破血积，热毒亦解。

白芍药生新血，退热尤良。

琥珀儿安心神，镇惊定魄。

胡黄连退烦热，并治儿疳。

有柴胡并干葛，疗肌解表。

有枳实并枳壳，气降胸宽 ⑥。

白：这些药材皆可以用，但是我心中恍惚，毫无定见。你把黄医生请来，我就有了主意了。

栀子　白：爷爷，不用请他，小人也会调治。

甘草　白：你会怎样调治？

栀子　白：爷爷听道。

　　　　唱：用一个车前子，通他小便。

　　　　　　寻滑石清一清，六腑^①暑热。

　　　　　　生卷柏理血滞，通经也好。

　　　　　　割瞿麦治一治，热淋有血。

　　　　　　地肤子用一些，洗他瘙痒，

　　　　　　再用些当门麝^②，打胎甚捷。

甘草　白：胡说！你快去请黄医生来，再说！

栀子　白：我不去，我不去，叫木香去吧。

甘草　白：哇^③！木香是一女流，她如何去得？！

栀子　白：我不去，我不去！

甘草怒白：小畜生！

　　　　唱：你仰着那一副藓皮^④脸，疗足顽癣。

栀子　白：爷爷，小人是藓皮脸，难道说爷爷就是没
　　　　　　皮脸了？

　　　　唱：你也是地骨皮，治我骨蒸。

甘草　白：畜生！此话从何说起？

栀子　白：想当日黄医生与你消痈肿，你连金银花也
　　　　　　没有。今又要白矾他消痰解毒，谁不知道
　　　　　　你是块龙骨。

甘草　白：怎么叫成我龙骨？

栀子　白：是个薔^⑤精。

甘草怒白：胡说！你快去请他来，与你姑娘看脉。

① 原作"肺"，据文义应为"腑"。
② 当门麝，又称当门子、麝香仁。为麝香最佳部分。
③ 哇：怒斥声。
④ 白鲜皮之别名。
⑤ 原抄作"墙"。双关语：一是说甘草吝啬，二是言龙骨之效，涩精。

第一回　栀子斗嘴

7

① 麦，脉谐音，栀子调皮也。

② 言甘草调和诸药，每方必有甘草。

③ 临朐方言"叨叨"。

④ 还有呱无有，临朐方言，"呱"音"瓦"，还有没有？

栀子　白：若是看脉，可以不用的呀。

　　　　唱：咱家有大麦芽，可以宽肠。

　　　　　　又有那小麦芽，可以养心。

　　　　　　咱还有浮麦①儿，方才漂下。

　　　　　　纵然间不甚奇，立止汗津。

甘草　白：你一派胡说！我每日吃药，哪一个医生不得我老甘②？你到那里嘱咐他，多捎几味凉药来。

栀子　白：都是捎什么？

甘草　白：听我道到③来。

　　　　唱：捎元参治毒火，清理咽膈。

　　　　　　捎丹参理崩漏，益血通经。

　　　　　　捎苦参治疮疥，肠风下血。

　　　　　　捎竹茹清胃火，呕吐不生。

　　　　　　捎竹叶疗伤热，虚烦亦解。

　　　　　　捎竹沥补阴虚，痰火能消。

栀子　白：就是捎这些？还有呱无有④？

甘草　白：还有哩。

　　　　唱：捎泽泻降阴火，通淋利水。

　　　　　　捎丹皮除肝热，破血有功。

　　　　　　捎芒硝通大肠，软坚润燥。

　　　　　　捎萹蓄清膀胱，小便能通。

　　　　　　捎地榆疗崩漏，止血止痢。

　　　　　　捎瓜蒌润肺喘，去把痰攻。

栀子　白：我看你把人家药橱都抬来吧。还有什么捎呢？

（木香上）

木香 白：爷爷，不好了！不知我姑娘看见了什么人，胡说乱道，赤身露体扑下床来了。

甘草 白：这……这……该怎么……

栀子 白：爷爷不用害怕，小人吃个大力王，管把姑娘抱上床。

甘草 白：哇！胡说！快取药包来！待我攒药[1]。

甘草 白：枸杞天之精，熟地地之精，

　　　　川椒日之精，白芍月之精，

　　　　柏子仁金之精，肉桂木之精，

　　　　菟丝子水之精，苁蓉火之精，

　　　　白茯苓土之精，怀山药万年精。

　　　　这是十精之药，木香快忙拿去，将邪镇住[2]。

木香 白：晓得。

甘草 白：回来，这是朱砂符一道，叫你姑娘吞在腹内[3]。

（木香下）

甘草 怒白：栀子，你还不曾去吗？就该吃打！

　　　 唱：你就是八脚虱，也须百部[4]。

　　　　　用着你癞蛤蟆，哪怕疥疮？

　　　　　惹动了三焦火，定叫你去，

　　　　　若不去打碎你，还要煎熬[5]。

甘草 白：你还不去吗？快去，快去！

栀子 白：这也就奇了，往日请医，你还当成一件事儿，今日就是这个模样，着实不堪，着实不堪了。

① 攒（cuán）药，组方凑药。
② 原文为肉桂水之精，菟丝子木之精。据药效调为肉桂木之精，菟丝子水之精。又以天、地、日、月、金、木、水、火、土重排列。
③ 吞朱砂符，非符之功，实朱砂镇静之效也。
④ 百部疗虱。
⑤ 栀子煎药，药打碎。

第一回　栀子斗嘴

9

① 哈，经典的山东方言，"喝"。

② 地丁为疮家要药。

③ 陀僧，密陀僧，收敛止痒药，主要成分矿物氧化铅，消毒防腐。引出密陀僧上场。

唱：雄黄儿治的我满身肿气，消结肿去毒气，去寻公英。

白：俗说是疮不是疮，先哈 ① 地丁汤 ②。

唱：蒲公英他就是黄花地丁，外科家治疮疔，须用陀僧 ③。

（栀子前，甘草后，下）

第二回　陀僧戏姑

（陀僧上）

陀僧引白： 浪荡弥[1]陀僧，熬膏治疮疔。

　　　　酒肉吃朋友，相与众医生。

白： 吾乃红炉寺弥陀僧是也。寺内银老师因吾性毒不肯容留，多蒙众医用我熬膏，因此结为厚友，每日间只以吃酒为事。

唱： 今日吃驴肉，动了贼风，

　　吃狗肉，狗肉温，壮阳益气。

　　吃羊肉，羊肉热，大发疮痕。

　　吃猪肉，养脾胃，生痰有忌。

　　吃牛肉，补脾虚，最能益人。

　　吃鳖肉，用鳖甲，补阴退热。

　　吃鸡肉，用鸡胗，磨积最神[2]。

白： 吾想，平日各样肉儿无所不吃，今日跟着黄医生，浓浓水水吃了多少烂肉[3]？内中一碗驴肉，叫我吃了，把我疴疾又发，贼风又动。而今只想吐痰，身上又觉肿胀，恐怕是黄疸疾病，不如且往苦蒂庵[4]寻他

① 因戏扮僧，用弥更切，故不更名。弥陀僧即密陀僧口传，临朐民间口语弥密不分。此段密陀僧之生产及用途尽知矣。

② 内经云，五畜为益。各种肉食之效详知。

③ 言密陀僧疗疮溃烂，有收敛之功。

④ 苦蒂庵：言瓜蒂味苦，可退黄疸，吐风痰宿食。又有言尼姑寡女之苦，淫意。

11

① 即尼姑庵。
② 此后从略一大段唱白。
③ 此处神曲一药用的甚妙，一语双关。
④ 原抄作"砂"，"沙"之误也。
⑤ 缩砂仁，《本草原始》："此物实在根下皮紧厚缩皱，仁类砂粒，密藏壳内，故名缩砂密也，俗呼砂仁。"

一面便了。

陀僧　唱：抖一抖大象胆，且免惊惧。

　　　　　　不像那下乳汁，王不留行。

　　　白：来此已是，不免将门儿敲上一敲。

　　　（旦扮山慈姑上场）

慈姑　白：是何人叩门？

　　　（慈姑开门介）

　　　白：呀！原来是师傅嘛，请到庵中。

陀僧　白：慈姑你可好吗？

慈姑　白：多蒙老师傅承问了。

栀子　白：哎呦！他往姑姑庵①中做什么？待我跟进他去，听他一聆。

　　　（慈姑拉陀僧）

慈姑　白：老师跟我来。②

　　　　……

　　　（栀子闯入）

栀子　白：你叫他这来做什么？

慈姑　白：我叫他来唱个神曲③儿，开开胃气。

栀子　白：我不信，就叫他唱个神曲儿，我听听。

陀僧　唱：波漓波罗摩河蓬，

　　　　　　能治雀目夜明砂，

　　　　　　清热利水海金沙④，

　　　　　　镇心安神寻朱砂，

　　　　　　和胃安胎有缩砂⑤，

　　　　　　去风温有蚕砂，

　　　　　　波漓波罗摩河蓬。

栀子　白：倒也唱得好，唱得妙！尼姑你也唱一个我听！[1]

慈姑　白：俺也是佛家弟子。

栀子　白：善治头风蔓荆子，

吸出滞物蓖麻子，

驱风除湿苍耳子。

善化胁瘼[2] 白芥子，

消气宽胸莱菔子，

敛毒止泻五倍子。

涩肠固泻有诃子，

下气定喘有苏子，

解散结毒还有皂角子，

子儿甚多，你说你是个什么子……哦！有了。

栀子　唱：想必是你身上有了疮毒，

心儿内常怀着个孩子。

慈姑　白：难道我就不是个人了？

栀子　白：你又说你是个人，你是个什么人？

养胃进食有砂仁，

通经破血有桃仁，

宣水润肠郁李仁，

我看你倒像个善治喘嗽，

那和尚肺里杏仁！

（陀僧对栀子）

陀僧怒白：胡诌！

硫黄原是火之精，

朴硝一见便相争，

水银莫与砒霜见，

① 此后从略一段
唱白。

② 瘼，病也。

第二回　陀僧戏姑

13

① 十九畏歌曰，狼毒最怕密陀僧。

② 牙皂，药名，此处双关语，衙役也。古穿皂色衣，又曰皂隶。

③ 原作连，据文义改。

④ 以上大段为十九畏也。"硫黄畏朴硝，水银畏砒霜，狼毒畏密陀僧，巴豆畏牵牛，丁香畏郁金，牙硝畏三棱，川乌草乌畏犀角，人参畏五灵脂，官桂畏石脂。"

⑤ 草乌有毒，常制后生用，生用易中毒，使人蒙迷，临床慎用。

⑥ 原抄作"蒿"。

狼毒最怕弥陀僧。

唱：谁不晓我平日，禀性最毒，

药囊中访一访，也有大名。

你就是真狼毒，若还犯我，

即时间管教你一命绝倾 ①。

栀子惊白：巴豆性烈最为上，一见牵牛不顺情。

丁香莫与郁金见，牙硝难和京三棱。

唱：连忙去到街前，先禀牙皂 ②。

叫牙皂速通关，逐 ③ 这邪风。

慈姑 白：你休走！

川乌草乌不顺犀，

人参最怕五灵脂，

官桂善能调冷气，

若遇石脂便相欺 ④。

慈姑 唱：我见那草乌儿，能解风痹，

生用了管叫你，即刻蒙迷 ⑤。

慈姑 白：弟子们！将山门与我关上了！

栀子 白：关不得！我还要走哩。

陀僧 白：你且慢走！我有个草果与你吃了，叫你消消鼓胀。

慈姑 白：我也有个白果给你吃了，叫你定定嗽喘。

栀子 白：你们哄我的。

（陀僧、慈姑同上，扭住栀子，灌药）

陀僧 唱：我今用生川乌，把你蒙住，送到你青蒿 ⑥ 棵，治你骨蒸。

（将栀子抬下，慈姑问陀僧）

14

慈姑　白：咱今日把人害了，却怎么处？

陀僧　白：你说怎么处？有了！

　　　　　还要你头顶留下头发，

　　　　　鬓角插上蒙花。

　　　　　脸上擦着轻粉，

　　　　　脑带着米壳花。

　　　　　丁香贯耳边，

　　　　　胭脂把嘴搽，

　　　　　身边穿昆布，

　　　　　手拿着枇杷①，

　　　　　开怀露乳香，

　　　　　人见必胡麻，

　　　　　相与千金子，

　　　　　他有金屑银屑与咱，

　　　　　倘或遇着官桂，

　　　　　百生法儿救咱，

　　　　　那时吃斋也罢，

　　　　　不吃斋也罢，

　　　　　情愿跟当归，

　　　　　再不想寺出家。

慈姑　白：你说的什么话！

　　　　　滋阴止血用头发②，退翳明目要蒙花。

　　　　　杨梅肿毒使轻粉，涩肠止泻米壳花③。

　　　　　丁香快脾胃，胭脂涂痘家。

　　　　　消瘰疬是昆布，治痰逆枇杷。

　　　　　止疼痛乳香，补虚损胡麻。

① 原抄作"把"。

② 此处头发，当是头发焖煅之血余炭也。

③ 罂粟也。

第二回　陀僧戏姑

15

① 原抄作"于"。
② 甚么家，临朐方言。家，语气词。什么的意思。

得了破积郁①金，倘有心慌金银镇压。

破血杀虫干漆，嗽呕堪入半夏。

倘用热性官桂，冷气不能奈咱。

为什么？吃斋也罢！不吃斋也罢！

养荣血唯有当归，

怎愿应乐户人家，怎愿应乐户人家？

陀僧　白：何尝是乐户人家，何尝是乐户人家！

不过是应一个接骨黑老婆吧！

慈姑　白：黑老婆是什么？

陀僧　白：名儿叫土鳖。

慈姑　白：哪有出家人应鳖？！

陀僧　白：出家人还了俗，不当龟鳖，会做什么事？

慈姑　白：你当鳖吧，我不愿去。

陀僧　白：你不愿去吗？

不好了，有人来了！

唱：我劝你跟着我留下头发，

除瘟疟逐鬼邪去应天灵。

慈姑　白：天灵是个什么？

陀僧　白：你只管来吧，底下还有个字哩。

慈姑　白：还有个什么家②字。

陀僧　白：你常问的什么，跟我来，告诉你说是个"盖"字。

（二人同下）

16

第三回　妖蛇惑象

（栀子醒上）

栀子　白：好蹊跷，好蹊跷，
　　　　　缘①何在蒿棵里睡觉。

　　　　　……

　　　　　忽然就到这里，
　　　　　令人不料、不料。
　　　　　这件事我且莫管，
　　　　　去请医生最妙，
　　　　　我只得舍上这五加皮脸，
　　　　　强筋健步，走上一②遭。
　　　　　我想那黄医生住在温家庄，他那庄上许多
　　　　　温姓也③。

　　　唱：有一个荜澄茄，入肾除冷。
　　　　　有一个高良姜，暖胃止痛。
　　　　　有一个覆盆子，固精暖肾。
　　　　　有乌药理腹疼顺气调中。
　　　　　有故纸益肾火暖腰止泻。
　　　　　吴茱萸暖肝肾，疼痛有功。

① 原抄作"绿"，
　"缘"之误也。
② 原抄作"壹"，
　应为"一"。
③ 言药性之温。

① 原抄作"性"，"姓"之误也。
② 麻黄发汗解表，止咳平喘。麻黄根止汗。
③ 原抄作"那"，"哪"之误也。
④ 韭菜籽也。
⑤ 胡椒，双关语，胡搅之意，又应胡椒之药名。下句秦艽，又通勤音，勤搅和常搅和也。

栀子 白：就是他温姓①的奴婢亦且不少呵！

唱：有一个叫麝香，能开心窍。

有一个小茴香，理疝暖宫。

还有个青木香，亦能散气。

白檀香定霍乱，并治心疼。

白：我若到他门首，假装偶感风寒。寻些生姜发散，干姜暖中。他就是没药儿治我损伤，我不过舍一幅陈皮脸，只当开开脾胃。呀！我又想起来了，他那里有一个麻黄，最是不好的，他会行病治病，治出人家汗来，又使根儿止住人家汗眼②。他有偏好治人家风嗽，倘或听我咳嗽一声，他必加上五味子赶出天门冬一齐治我。罢、罢……

唱：装头疼假咳嗽，还要细辛。

我欲将补命门，肉桂可行。

我昨日，在川椒树根所过，

要止痒散寒气，暂且停住。

补精血益肾宫，苁蓉最要。

核桃肉补命门，散寒涩精。

用一个续断儿，哪③怕崩漏。

生精血补漏崩，还有鹿茸。

韭子儿④能助阳，且治白浊。

虎骨儿壮精骨，能去毒风。

栀子 白：我今在此胡椒⑤一回，去了多少冷病，若是秦椒必将风疼俱去。但是，虫疼又发，呵！

18

栀子　唱：且在此栋根下歇歇再行。

（小旦扮白，花蛇上）

花蛇引白：生来本领实不差，瘫痪瘾疹来寻咱。

　　　　　若问奴家名和姓，群蛇队里称白花。

（正旦扮乌梢蛇上）

乌蛇引白：学来武艺最为高，疮痒不仁皆能疗。

　　　　　若问奴家名和姓，群蛇数中叫乌梢①。

（二旦相见）

乌蛇　白：妹妹今日出门有何事干？

花蛇　唱：我吃了牵牛子逐水损妊，到如今寻艾叶，
　　　　　止漏安胎。

乌蛇　白：妹妹呀，妊妇忌用的东西你就忘记了吗？

　　　　　斑蝥、水蛭及虻虫，

　　　　　乌头、附子配天雄。

　　　　　野葛②、水银并巴豆，

　　　　　牛膝、槟榔与蜈蚣。

　　　　　三棱、芫花代赭麝，

　　　　　大戟、蝉蜕、黄雌雄。

　　　　　牙皂、芒硝、牡丹桂，

　　　　　槐花、牵牛、皂角同。

　　　　　半夏、南星与通草，

　　　　　瞿麦、干姜、桃仁通。

　　　　　硇砂、干漆、蟹③爪甲，

　　　　　莪术、大黄俱失中④。

　　　　　这都是妊妇忌用的东西，妹妹何不留心？

花蛇　白：姐姐，今日到此有何事故？

① 原抄作"稍"，
　"梢"之误也。
② 原抄作"只寔"，
　"野葛"之误也。
③ 原抄作"鳞"，
　"蟹"之误也。
④ 以上大段为妊娠
　禁忌歌，为医者，
　当熟记保身。

第三回　妖蛇惑象

19

① 原抄作"芨"，"及"之误也。
② 原抄作"终"，"中"之误也。中用，临朐方言。
③ 原作"兔"，"菟"之误也。
④ 当归，当归尾，这里有乌龟谐音骂人之意。

乌蛇　唱：有一个遂邪风放了赤箭。我要去寻白及 ^①，速治阴疮。

（栀子猛然站起，对乌梢）

栀子　白：好妖孽！好妖孽！古石灰能止血，拌着韭根捣千杵，抹到伤口手紧捏，治金疮效甚捷。

你寻我栀子，有何白？有何白？

（又对白花）

栀子　白：好妖精！好妖精！安胎总然艾叶好，加上阿胶始见灵。止漏补虚羸。你要我栀子中 ^② 何用？

（又指白花）

栀子　白：我看你这个妇人好有一比。

唱：像一个白豆蔻，好治反胃。

（又指乌梢）

栀子　白：我看你这黑黑妇人，眼珠上有一个圈儿，也有一比。

唱：像一个红豆蔻，会治吐酸。

（又对白花）

栀子　唱：我想你水牡蛎，治我遗精。

花蛇　唱：呸！你是个菟丝子 ^③，也治遗精。

（栀子对梢）

栀子　唱：我想你巴豆儿，开积破水。

乌蛇　唱：他若是有血积，煎你归尾 ^④。

（栀子又对花蛇）

栀子　唱：你头上白术儿，真正好看。必定是能健脾，

20

燥湿消痰。

（又总指二蛇）

栀子　白：你这两个酸货儿呀……

　　　　唱：都像是酽[1]米醋，补益消肿。

二蛇　白：你这个孩子往哪里去的？

栀子　白：我主人叫我去请黄医生的。

二蛇　白：黄医生在我家里哩。

栀子　白：你哄我哩。

乌蛇　白：我说的是实话，你跟我来吧。

栀子　白：当真吗？我就跟你去，不管是不是，我且跟他去……

栀子　白：罢呀。

乌蛇　白：你来吧。

栀子　白：你家还有什么人？

乌蛇　白：就是俺二人。[2]

（栀子跟二蛇行）

花蛇　唱：叫栀子跟我来，穿[3]山甲过。消痈肿，理痔漏，透毒排脓。汝[4]好是益母草，女科最要，胎前后正用你，去瘀生新。

乌蛇　唱：我今日送到你，紫河车内，补虚损治痰疾，培养根本。
　　　　　你好是无名异，金疮最要，止疼痛，疗伤损，生肌有准。

花蛇　白：到了！你且在石岸下歇歇，待我先进去看看有人无人，你休要走了，若是无人，俺再来叫你。[5]

①　酽，味道颜色厚重。如酽茶、酽醋。

②　此后从略一段栀子唱段。

③　原抄作"川"，"穿"之误也。

④　原文"女"，通汝。

⑤　此后从略一段栀子唱段。

21

栀子　白：却怎么这个时候还不出来……我就再藏他

一藏。

（栀下）

第四回　石斛降妖

（小生扮石斛上场）

石斛　引：初步青云志气雄，胸藏韬略耀天中。
　　　　　却惊定志补虚歉，烦热煎除赞化工①。

　　　白：小生金石斛是也。我昨日在郊外，寻那使
　　　　　君子，要治小儿疳疾，只见那洞出了一道
　　　　　黑气，我用赤箭射了他一箭，他竟把我赤
　　　　　箭②拐去。我今日精滑泻痢，又想寻那赤
　　　　　石脂，少不得带去鬼箭③再寻芜荑④，把
　　　　　这邪风恶虫一并治去。呀！还有一件宝贝
　　　　　名叫预知子⑤，遇毒作声，善于杀虫，我
　　　　　何不带去呵！

　　　唱：预知子褙领中，遇毒作声，
　　　　　这宝贝善杀虫，万载留名。
　　　　　还有那鹤虱儿，诸虫皆避，
　　　　　雷丸儿除积热，也会杀虫。
　　　　　（栀子出，看石斛，望见）

石斛　白：石岸下有什么妖邪？待我一箭射死。
　　　　　（栀子跪白）

① 石斛自述出身及
　功用本领。
② 天麻也。
③ 鬼箭羽也，有破
　血通经，解毒消
　肿杀虫之功。
④ 芜荑，有杀虫消
　积之功。
⑤ 预知子，木通的
　果实，功疏肝理
　气、杀虫，治诸
　毒。相传取子两
　枝缀衣领上，遇
　有蛊毒，则闻
　其有声，当预知
　之，故名。

23

① 苦楝皮也。
② 原抄作"术"，据情应为"衣"。
③ 原抄为"放"，据文义改为"中"。
④ 原抄为"腹"，据文义应为"复"，双也。双钩藤也。
⑤ 瘈疭（chìzòng），手足痉挛，抽搐。

栀子　白：我不是妖邪，我是人。

石斛　白：你是人，来这里做什么？

栀子　白：这是我家亲戚！

石斛　白：你越发胡说起来了，这里并无人住，哪有你的亲戚！说了实话便罢，若不说实话，吃我一刀！

栀子　白：我在此不敢说。

石斛　白：有我在此，料者无妨。

栀子　白：罢了，我实对你说了吧。我原在楝根①歇了片时，遇见了两个妇人，她说黄医生在她家里，叫我跟他到此。

石斛　白：她还说什么来？

栀子　白：那个白衣②妇人。

　　　　唱：她说是吃牵牛逐水损妊，
　　　　　　又说是寻艾叶止漏安胎。

栀子　白：那穿黑的妇人。

　　　　唱：她又说逐邪风中③了赤箭，
　　　　　　又说是寻白及治他金疮。

石斛　唱：听他说那妇人，中了赤箭。
　　　　　好像是复④钩藤，治我瘈疭⑤。
　　　　　那胡芦治得我，中满鼓胀。
　　　　　恨不能使连翘，治他肿疼。

石斛　白：你当那两个妇人是什么人，那是两个妖邪！昨日把我赤箭拐去，今日正要寻他。他又把你哄在这里，他要吃你哩！

　　　　（栀子跪）

栀子　白：相公快忙救命吧！

石斛　白：起来，有我在此，料者无妨。

　　　　　（乌蛇出看，急叫花蛇）

乌蛇　白：妹妹，我的冤家又来了，咱俩爽利把他当
　　　　　饭吃了吧！

　　　　　（石斛猛然看）

石斛　白：预知子忽然作起声来，真果^①有了妖邪了。

石斛　唱：好妖邪，哪里去，还我赤箭。
　　　　　再用我鬼箭儿，杀这妖虫。

乌蛇　唱：我昨日不防你，中了赤箭。
　　　　　你今日为什么，又来吓人。
　　　　　化谷食消毒气，还要大蒜。
　　　　　用石膏清胃火，治你牙疼。

石斛　唱：好妖孽，且慢说你是两个，
　　　　　你就是柏子儿，补心定悸。
　　　　　若是我消结瘕，平肝破滞。
　　　　　定然是拿利刃，揭你青皮。
　　　　　加乌头去厥冷，风湿并治。
　　　　　用白薇治得你人事不知。

花蛇　唱：说这话惹^②得我，鼻汗流涕。
　　　　　有辛夷治得我香臭不闻。
　　　　　且把你当葛花，安排醒酒。
　　　　　哪怕你是水蛭，打胎破瘀。

　　　　　（二蛇暗说）

乌蛇　白：妹妹，我仔细看他，好像那金石斛，一身
　　　　　棍气^③，最是不善。休吃了他人之亏，妹

① 真果，临朐方言，
果真，果然。
② 原抄作"若"，
"惹"之误也。
③ 棍气，言金石斛
药用为茎秆，如
棍，又言大气义
气之意。

① 原抄作"孝"，表意文字，同"学"。

② 原抄作"竭"，"竭"之误也。血竭也。

③ 果，临朐方言"各"。

妹不信，你问他一问。

花蛇　白：你是何人？

石斛　白：我是县学^①中一个武秀才，有名的劣生金石斛是也。

花蛇　白：看你没有一点儒气，必是不通。

石斛　白：你哪见的我不是通，宗师考我时候，他有膀胱大，是小便不通。我那时有通草两篇，把我进了。怎见我不通？

花蛇　白：通便通，是别人做的。

　　　　（石斛冷笑）

石斛　白：他两个一身牛气，也笑话起我来了。

乌蛇　白：你看他果然是金石斛，这便怎么处？

花蛇　白：姐姐放心，妹妹有麒麟竭^②，原是麒麟仙血，管叫他变做麒麟扑向前去，吓也将他吓死了。

乌蛇　白：这等说，姐姐也有蜈蚣、全蝎，一齐将他放出，定治他口噤脐风。

花蛇　白：妙呕！果^③显神通便了。

　　　　（二蛇作法，麒麟先上，蜈蚣后跟，一齐起赶）

栀子　白：相公不好了，快逃命吧！

二蛇　白：你看他两个逃命而去，你我随后赶去。

栀子　白：相公，这……这该怎么处？

石斛　白：我想此种异兽，世间哪有？必是妖术作怪，待我使朱砂符，将他镇住。

　　　　（使符打麒麟）

栀子　白：呵呵，这个异兽现出本像来了，红红的好
　　　　　像一块红花膏。

石斛　白：待我看来。原这是麒麟竭去和血，大有可
　　　　　用，快忙收了！

　　　　　（栀子哭）

栀子　白：哎呀！哎呀！

石斛　白：这是怎么？

栀子　白：那金头蜈蚣，暗暗咬了我一口，那全蝎又
　　　　　蛰了我一刺。

石斛　白：快用白矾擦擦，疼痛便止。

　　　　　（二蛇持刀赶上）

花蛇　白：哎！这劣生哪里走！

　　　唱：你好像牛黄儿，治我惊痫。
　　　　　又像是天竺^①黄，治我惊风。
　　　　　有磁石哪怕你，是个铁汉^②。
　　　　　白花蛇咬一口，送你墓中。

乌蛇　唱：你好像皂矾儿，治我黄疸^③。
　　　　　又像那木鳖子，治我疮痈。
　　　　　有三棱哪怕你，腹积坚硬。
　　　　　我乌梢使使风，吸你肚中。

石斛　白：你两个竟是两个虫精了。

石斛　唱：取鬼箭先治你腰腿疼痛，
　　　　　再放这鹤虱儿杀这邪虫。
　　　　　定惊痫去邪风，还要蝉蜕，
　　　　　定叫你风痹去求我寄生。

　　　　　（乌蛇叫花蛇）

① 原抄作"竹"，
"竺"之误也。
② 原抄作"汗"，
"汉"之误也。
③ 原抄作"疸"，
"疸"之误也。

① 鹤虱非虱也，乃菊科植物，天名精的果实。杀虫消积，用治各种虫症。

② 蛇床子也。温肾壮阳，祛风止痒之功。

③ 临朐方言，称蛇叫长虫。其皮名蛇蜕，可入药。

④ 原抄作"退"，"蜕"之误也。

⑤ 原抄作"在"。

⑥ 本句据文义加"遇"。

乌蛇　白：妹妹不好了，我这浑身发痒了。

　　　唱：鹤虱①儿咬的我着实心慌。

花蛇　白：我身上好像是也有鹤虱。

　　　唱：咱俩个急忙忙，且回洞中。

栀子　白：你看他两个都钻进洞中去了。

石斛　唱：赶进去就有那风湿疥癞，

　　　　　我定要起瘘阳寻他蛇床②。

栀子　白：且慢进去，怕他有邪毒害你。

石斛　白：任凭他有什么邪毒，我全不怕他。

栀子　白：不如我先到洞口，看他一看。哎呀！这里边花花的是甚么东西，速拿一根棍来，挑出一看。

　　　　（用棍挑出介）

栀子　白：原来是一条长虫皮③。

石斛　白：这一名叫蛇蜕④，善除目翳，也治惊痫。这妖畜定然退皮而去，想是怕了我了，他再⑤不敢出来了。我到石岸上，留下诗句作为名记。

　　　诗曰：可恨痴迷好色流，妖魔乘隙笑容投。

　　　　　　百般艳态春情露，吸尽骨髓命已休。

　　　又诗：妖魔变化幻无真，窥透机关有几人。

　　　　　　正气但能高百丈，群蛇避踪渐沉沦。

栀子　白：好诗，好诗！相公，我今日幸而遇着你来。若不遇着你⑥，我就白白叫他害了，多谢相公了！请问相公，方才说你是金石斛，莫非就是相公吗？

石斛　白：正是！你是何人？

栀子　白：小人是甘府的奴仆，名叫栀子。

石斛　白：到此何故？

栀子　白：姑爷听道！

　　　唱：逐水寨出了那四大水寇，
　　　　　要聘我甘姑娘押寨成亲。
　　　　　骇的他父女们成了大病，
　　　　　才叫我温家庄去请医生。

石斛　唱：听此话不由得心头火起，
　　　　　我定要寻牛脑，治他头风。

石斛　白：我想温散府^①有一威灵仙，是我的厚友，
　　　　　他的神通极大。咱就速速请他先平贼寇。
　　　　　然后再请医生，不可疑迟，快来！

　　　（二人同下）

① 温散府言有温通
　散寒之类药。

第五回　灵仙平寇

① 花蕊石也。
② 原抄作"盖"，"羡"之误也。
③ 肉豆蔻也。
④ 少安，身体欠安。
⑤ 绦虫也。因绦虫包孕虫卵的节片呈白色，长约一寸，故名寸白虫。

（正生扮灵仙上场）

灵仙引白： 驱风壮骨千年健，益肾添精巴戟天。

若要宣风气得顺，必须问我威灵仙。

白： 想我在蕊石①从师学艺，学会驱风放火，人称我威灵仙。只是凡心未退，不愿从师，下得山来，身有微羡②，不知如何是好也。

唱： 那杜仲理腰疼，强筋壮骨。

鹿角胶起痿阳，益火有功。

川牛膝壮下部，通淋亦可。

且吃个肉果③儿，止泻热中。

再吃些怀山药，补脾有益。

坐到那沉香木，降逆暖宫。

灵仙　白： 槟榔！我今日少安④，你与我消胀逐水，把寸白虫⑤杀了。再请你二位奶奶出来。

（丑扮槟榔）

槟榔　白： 奶奶，老爷有请。

（正旦扮紫石英上场）

30

石英引白：百般生艺我尽通，善疗惊悸并怔忡。

世人有害崩中疾，正该请我紫石英。

白：吾乃紫石英是也。

（小旦扮刘寄奴上场）

刘寄奴引白：百般武艺还数我，散血疗伤败毒火。

世人有害金疮苦，正该请我刘寄奴。

白：吾乃刘寄奴是也。

灵仙　白：夫人请坐。

二旦　白：老爷唤奴，有何话说？

灵仙　白：吾今寒邪犯胃，呕吐作痛，心中有些霍
乱，腹中又兼泄泻，这该怎么处？

石英　白：老爷今日之病，必得散寒止疼、健脾除
风之药才好。

唱：你吃些紫苏叶，散寒下气。

你吃些香薷儿，去去暑^①风。

你吃些川厚朴，理疼消胀。

你吃些白扁^②豆，益气和中。

刘寄奴　白：还要渗湿和胃、止泻定乱之药才好。

唱：你吃些乌梅肉，治治暑泻。

你吃些藿^③香叶，定乱止疼。

你吃些黑炮姜，逐水益脾。

你吃些白茯苓，利水调中。

石英　白：呀！我身上也嫌发冷，想是偶感风寒。
我又不肯使钱^④买药。这该怎么样？
有了！……

唱：哈^⑤一碗葱姜水散散风寒，再吃些萝卜^⑥

① 原抄作"署"，
"暑"之误也。
② 原抄作"萹"，
"扁"之误也。
③ 原抄作"霍"，
"藿"之误也。
④ 原抄作"扌"，
是古代中药计量
书写的方式。只
有业医者才可
如此顺手而写。
亦证明此抄本
为中医先生所
抄。使钱，是临
朐方言，花钱的
意思。
⑤ "哈"，临朐方言
喝。
⑥ 萝葡，萝卜。

31

① 原抄作"捨"，通"舍"。
② 暖宫对应温散府。
③ 原抄作"夌"，"贤"之异体字。有笑话云科考题为昔夌，秀才破题曰：二十一日上天。考官批曰：灶王上天二十三，你比灶王早两天，有心本科取上你，恐怕耽误你上天。

儿去去鼓胀。

刘寄奴　白：太太呀，我看你善财难舍①，也算是一个
　　　　　　鳖甲头，若不卡你，你再不肯吐出。

石英　白：你瞎说。

（石斛上）

石斛　唱：急忙忙来到了威府门首，
　　　　　我不免上前去问他一声。

　　　白：谁在？

（槟榔出）

槟榔　白：是哪个？
　　　　　原来是金相公嘛。

石斛　白：正是，你爷爷却在家否？

槟榔　白：我爷爷正在暖宫②，与二位奶奶叙话哩！

石斛　白：快忙传禀，就说我到。

槟榔　白：少站。
　　　　　爷爷！外边有金相公要见。

灵仙　白：夫人，金相公是我的厚友，你们不必回
　　　　　避，请他进来。

槟榔　白：正是！

槟榔出白：有请相公！

石斛　白：栀子，你且少待，待我进去。
　　　　　大哥在上，小弟有礼。二位嫂嫂，弟有礼。

二旦　白：还礼了。

灵仙　白：请坐！

灵仙　白：我看贤③弟面色怆惶，所为何来？

石斛　白：大哥听道。

唱：逐水寨出了那四大水寇，
　　　要聘我甘小姐押寨成亲，
　　　弟特来求大哥去削此恨，
　　　剔了他乌贼骨好治带崩。

灵仙　唱：忽听说这枸杞，阴兴阳起。
　　　我今日用贯众①，杀这毒虫。
　　　闻着我他头疼，想要白芷。
　　　定是个独活儿，治这邪风。
　　　拿着我伏龙肝②，治他吐血。
　　　伤折了骨碎③补，我才能行。
　　　我还要壮腿腰剥他狗脊，
　　　再使那刺蒺藜治他眼睛。

灵仙　白：这一会儿急得浑身是汗，倒觉爽快许多，
　　　即随贤弟前去可也。

石英　白：老爷且慢呀！
　　　唱：闻听你煎汁要治他喉咙，
　　　你今日伤风寒还要防风。
　　　我有那老人参，补你元气。
　　　我有那明玉竹，也当人参。
　　　再请那何首乌，与你补肾。
　　　还有那白茯丁④，你且安神。

刘寄奴　白：老爷暂且息怒呀！
　　　唱：天生得性苦平，消痿宣气。
　　　你今日伤湿热，也要防己。
　　　我有那川草薢⑤，能去湿风。
　　　我有那明龟胶⑥，也补肾阴。

① 原抄作"管仲"，"贯众"之误也。
② 灶心土也。
③ 原抄作"髓"，"碎"之误也。
④ 白茯子，若按谐音为白附子，则无安神之效。查茯苓加工有茯苓丁一品规，即为了方便保存茯苓，切成小丁块得名。茯苓健脾、渗湿、安神。故此处为白茯丁较妥。
⑤ 原误作"川草薛"，"川草薢"之误抄也。
⑥ 龟甲胶也。

① 原抄作"石"，"十"之误也。大戟、芫花、甘遂、大枣为十枣汤，攻逐水饮之峻剂。

② 原抄作"毫"，"豪"之误也。

　　我还有猪苓片，渗湿利水。

　　酸枣仁叫你睡，且宜养心。

灵仙　白：夫人休要劝我，去心已定。

二旦　白：老爷既然去心已定，奴家也要前去。与老爷助上一阵，奴才放心。

灵仙　白：如此甚好！

　　　唱：叫一声利便的火麻能仁。

　　　　（火麻扮马童上应）

火麻仁白：有！

灵仙　唱：快牵那壮阳的，千里海马。

　　　　速取那玄精石，救阴前行。

灵仙　白：金贤弟，请来前行。

石斛　白：还是大哥前行。

灵仙　白：如此请了。

　　　　（灵仙人马行）

石斛　白：栀子，你我随后跟上，看他如何动静。

栀子　白：晓得。

　　　　（栀石下，四净上场）

　同白：生来性烈力又猛，破水消积立大功。

　　　　王道不行尚伯术。十①枣神祐称豪②雄。

海藻　白：吾乃海藻是也。

大戟　白：吾乃大戟是也。

芫花　白：吾乃芫花是也。

甘遂　白：吾乃甘遂是也。

　　　　（对面站开）

海藻　白：众贤弟，从前差人与甘草送去聘礼。要娶^①他女儿成亲，竟被抢白而回，这该怎么处？

① 原抄作"取"，
"娶"之误也。
② 原抄作"芄"。

众答　白：大哥，他既不从亲事，就该准备花轿，多带人役，将他女儿抢进寨来，他待奈何与咱。

海藻　白：此计最妙，就此前行。

（贼使跪上）

贼　白：大王，不好了！威灵仙领着两个女将，尽力发来，要攻水寨。

海藻怒白：好野畜，他有多大本领，竟敢攻我水寨，众将听令，姜黄、秦艽^②听令！

二将　白：有！

海藻　白：将那女将拿来，我好与他成亲。

二将　应：得令！

海藻　唱：众贤弟，咱今日好像有肠风赤带。

大戟　唱：大哥，定要去剥取他，椿根白皮。

（齐下，姜黄、秦艽上）

姜黄　唱：得一令，叫你我先打头阵。

秦艽　唱：他那里威灵仙，也会横行。

姜黄　唱：好像是羌活儿，叫我出汗。

秦艽　唱：又像是紫草茸，发我痘疹。

姜黄　唱：我只怕破了血，三七才止。

秦艽　唱：怕只怕气不固，尿屎直流。

（灵仙迎住）

灵仙　白：来者何人？敢犯灵仙边界！

姜黄　白：老爷性情最烈，消肿又破血，你若心肠疼，

① 茅寇，毛寇也。
对应下面两句
唱词，草寇和
茅根。

② 姜制僵蚕也。

③ 狗皮膏药也。是
外用药的俗称，
将药物直接敷在
患病部位，相当
于现在的穴位敷
贴法。相传铁拐
李将熬制的草药
秆在狗皮上治疗
瘸腿十分灵验，
此为狗皮膏药之
来历。

④ 此马鞭非驭马
鞭，乃中药马鞭
草也。功能：清
热解毒，活血散
瘀，利水消肿。

⑤ 原抄作"玉"，
"郁"之误也。
姜黄、郁金，来
源相似，俱为姜
科植物块根，功
效相似，皆可活
血、行气止痛。
两药相伍，活血
行血疗效增加。

下气寻老爷。老爷，姜黄是也！

唱：你若有珍珠儿，免受惊痫。

省得我寻川芎，治你头疼。

灵仙　白：好这茅寇！①

唱：去寒积理腹疼，拿你草寇。

治血崩止吐衄，掘你茅根。

（灵仙问秦艽）

白：你是何人？

秦艽　白：听道。爷爷善驱风，逐水有奇能，

你若骨节疼，先问秦爷名。

老爷秦艽是也。

唱：我定要用姜蚕②治你惊搐，

吓得你黄疸了，还用茵陈。

灵仙　唱：好狗材！

治噎食定然要，取你狗宝，

摊膏药我还要揭你狗皮③。

（二人相战）

姜黄　唱：我今日宁心肺与你百合。

灵仙　唱：用木瓜治得你霍乱转筋。

秦艽　唱：我今日止吐血，与你藕节。

灵仙　唱：用马鞭④打得你，破血通经。

（战毕二回，疆场上）

姜黄　唱：只说我姜黄儿性情猛烈，

谁知我到这边竟不能行。

少不得再下气去寻郁⑤金。

秦艽　唱：我秦艽荣筋血，风热能解。

谁知那威灵仙,竟是敌家。

少不得止惊搐,去寻天麻。

（灵仙收兵,海藻上场）

海藻引白：耳听好消息,眼见报捷旗。

姜黄秦艽白：大王在上,二将交令。

海藻　白：胜败何如?

二将　白：大败而回!

海藻怒白：哇!那土木草人,杀他不过!快请你众
　　　　　大王来。

二将同白：有请众大王。

　　　　　（众大王上）

三王同白：将为弟唤来,有何话说?

海藻　白：二将出马,败回营来,须得你我出马。

　　　唱：去割他灵仙皮壮阳益肾,

　　　　　还叫他生瘰疬求我海藻。

三贼合白：同大哥!

　　　唱：再割他大腹①皮,叫咱利水,

　　　　　就用它消肿胀,也非徒劳。

海藻　白：既然这样,你我骑马前去。

　　　　　（四寇下,灵仙同夫人上场）

灵仙　唱：忽听说那水寇,也敢出马。

　　　　　我就到高埠处,望望贼形。

　　　白：夫人随我来!

　　　　　（灵仙夫人高望四贼过）

灵仙　唱：哈哈!

　　　　　我看他一个个,贼手贼脚,

也竟敢除湿热，显他茅根。

他就是破积水，雄猛有力，

也定要治得他，烈性难存。

白：夫人听令！

二夫应白：有！

（灵仙望石英）

灵仙　白：你一面焚起苍术香。

（灵仙对寄奴）

灵仙　白：你一面架起苏木火。

二夫应白：得令！

（石英放火）

石英　白：苍术浸米泔，专能治目盲，

捉来先燥脾，除湿却为荣。

唱：我再用安息香，避恶除邪。

（寄奴放火）

刘寄奴白：苏木性惟烈，专治人仆跌。

轻则通其经，重则破其血。

唱：我再用夏枯草，散血消癥。

水寇　白：好烟！好烟！好烧！好烧！

唱：这哪有寒水石涂我烧疮。

倒叫咱无处躲同赴九泉。

（寇死）

灵仙　白：贤弟，你看这些贼寇尽皆烧死。

这正是：画水无风空作浪。

石斛　白：绣花有色不闻香。

灵仙　白：贤弟，你速到甘府，成你的婚姻大事，我便辞别而去。

（二人作揖介）

石斛　白：小弟感恩不尽，异日登门拜谢!

送大哥……

灵仙　白：贤弟请回!

石斛坐白：栀子哪里?

（栀子上）

栀子　白：好战! 好战! 骇得我浑身是汗。

好藏! 好藏! 吓得俺几乎脱肠。

前日我姑爷说灵仙神通极大，果然不错。

但是我心里有些惊慌，底下又见精滑[1]，

这该怎么……哈……有了……

唱：我想那嫩桂枝，有汗须用，

再用些好金箔，镇邪压惊。

寻锁阳固精髓，养筋润燥，

还用那犀牛角，解热镇心。

石斛怒白：栀子哪里去了?

栀子应白：有! 有! 姑爷待说什么?

石斛　白：你看贼寇已平，这请医生的事，你倒忘记

了吗? 快来速去!

栀子　白：小人知道!

（栀子下）

石斛　白：栀子去请医生，不免我到甘府投亲便了。

唱：总将那四大寇尽已平灭，

必会会甘小姐我才放心。

（石斛下）

① 此乃惊恐伤肾之
滑精。

39

第六回　甘府投亲

（甘草上场）

甘草引白： 人逢吉事精神爽，闷来愁肠瞌睡浓。

甘草坐白： 老汗甘草是也。我女儿身得重病，前者叫栀子去请医生，如今尚未回来，好不烦燥人也。

唱： 且吃些甘蔗儿，解解烦渴。

再吃些银柴胡①，暂退热症。

建莲子②清心火，醒脾须用。

吃几杯甘松酒，解瘀和中。

（石斛上场）

石斛　白： 来此已是甘府门首，我不免上前问他一问：里面有人吗？

甘草　白： 这就好了。木香，你看外边有人叫门，想是栀子来了，快去开门！

木香　白： 晓得。

（开门介）

木香　白： 呀！你是何人？

石斛　白： 往里传禀，就说金石斛前来投亲。

40

木香　白：少待。

　　　　　（进介）

木香　白：禀爷爷，门外有金石斛前来投亲。

甘草　白：请他进来。

　　　　　（木香出）

木香　白：有请姑爷。

　　　　　（石斛进介）

石斛　白：岳父在上，小婿拜见。

甘草　白：请起，坐了叙话。

石斛坐白：岳父身体①可好吗？

甘草　白：罢了，贤婿一向做何事业，不期而来，必有缘②故。

石斛　白：容禀。

　　　唱：我那日在路旁遇见栀子，

　　　　　被妖魔缠住他难以脱身。

　　　　　我用了鹤虱③宝将他救出。

　　　　　方才说温家庄④去请医生。

　　　　　他又说逐水寨出了贼寇。

　　　　　要聘他甘姑娘押寨成亲。

　　　　　听这事不由得心中发怒。

　　　　　速搬了威灵仙才把寇平。

　　　　　他自那温家庄请医前去。

　　　　　我今到宝庄上卜吉完婚。

甘草　白：既是这样，请到书房，款住几日，待小女病体痊愈，然后成就夫妇大礼。

石斛　白：尽在岳父。

① 东篱下，言菊花房也。
② 燕菜：燕窝也。性平味甘，可补中益气。
③ 真果是，临朐方言"真正是"。

甘草　白：贤婿请了。

（二人同下，木香笑）

木香　白：好呃。

唱：他要娶女贞子，急补肾水。

我就到东篱下①，速报佳音。

（跪倒）

白：请姑娘。

（菊花上场）

菊花　唱：嗳！害得奴肝气动，哪有佛手？

好像是牛皮癣，木槿才行。

总有那好燕菜②，善补元气。

奴也是懒良他，痘不发生。

白：请出姑娘，有何话说？

木香　白：姑娘哪晓，我姑爷前来投亲。

菊花　白：他在哪里？

木香　白：现在书房。

菊花　白：当真吗？

木香　白：哪个哄你不成？

菊花　白：好哇！

唱：金相公他来到，清心定志，

喜得奴心花放，目也不昏。

真果是③薄荷叶，能清头目，

炙升麻能提气，生则散风。

白：木香，快取菱花镜来。

木香　白：晓得。

（取镜照）

42

菊花　唱：整一整青丝发 ①，能止血漏。

　　　　　盘成了水磨云，风飘桂香。

　　　　　有官粉理虫积，佳人饰面。

　　　　　饰就得闭 ② 月貌，仙女临凡。

　　　　　穿一件绿豆衣，能清毒火。

　　　　　戴一朵金银花，肿毒何妨。

　　　　　叫木香快醒脾，请你姑爷，

　　　　　叫他到金线楼 ③，叙叙衷肠。

木香　白：晓得。

　　　　　（木香下）

菊花　唱：昏暮时目不明，无人看见。

　　　　　会一会金相公，才是光明。

　　　　　他若是急性子 ④，即速来到。

　　　　　攻去了癥瘕病，心腹才宽。

　　　　　（木香引石斛上场）

木香　白：快来吧。

石斛　白：我不去。若是你爷爷知晓，我就有丹皮脸嘛。

木香　白：姑爷，你哪晓，根深不怕大 ⑤ 风摇，树正何愁月影斜。你来吧。

木香　白：到了，待我进去禀与姑娘。

　　　　　（木香进介）

木香　白：禀姑娘，我姑爷来了。

菊花　白：快忙请来。

　　　　　（木香出）

木香　白：请姑爷。

① 青丝发，言血余炭。

② 原抄作"避"，"闭"之误也。闭月言菊花之美。

③ 金线重楼也。

④ 急性子亦一中药，功破血。

⑤ 原抄无"大"字。据文对仗补。

① 原抄作"坐"，"座"之误也。
② 原抄作"全"，"痊"之误也。

（石斛进介）

木香介白：这是小姐。

石斛　白：小生拜见。

木香　白：我姑娘也有一拜。

菊花　白：木香，与你姑爷看座①。

石斛　白：有坐。

请问小姐贵恙可曾痊②愈否？

菊花哭白：病已痊愈。只是那逐水寨出了贼寇，送来玉盆金帐，要娶奴家成亲，相公快与奴家做主吧。

石斛　白：小姐不必多虑，我搬来威灵仙，已将四寇平灭，方来甘府投亲。

菊花　白：这等说来有劳相公了。

（丑扮木贼草上场）

木贼　白：我乃木贼便是。想当日，我在巅顶上见两个瞳人，常在晶池玩洒。竟被那瞎眼妖邪，驾去云翳，将他蒙住。是我心中不悦，暗将他云翳盗去，才把那瞳人救出，人便号我为木贼。这也不提，只见那甘草老儿，他有菊花小姐，去风明目，甚是可爱。今晚跳进他府，暗与小姐配合。偷盗些障蔽等物，夺目争光，岂不甚美。来此已是，待我越墙而过。

（木贼越墙介）

　　　白：呀！天色昏暗，两眼看之不清，也不知来至什么地方。待我用夜明砂将眼一耀，便知分晓。好哇，这正是东篱绣阁，却怎么这般时候灯尚未息，我就听他一听便了。

（听介）

甘草　白：女儿身染重病，叫我睡也难安。生就得傲霜枝叶，鲜花岂可败残。不辞夜半劳瘁，就到东篱去看。

呀！那绣楼外隐隐的是什么东西，莫非是贼吗？哎！你是何人在此？

（木贼偷下）

（石斛从房跳出，惊惧）

石斛　白：小……小……小婿金石斛在此。

甘草　白：我问的是贼，哪个问你？你看那贼，想必是来盗汗。快取霜桑叶①将他拿住。不好了，越墙去了。

石斛　白：岳父不必惊怕，小婿在此，料者无妨。

甘草惊怒白：你……你不在书房，到此何故？

（石斛大惊）

石斛　白：前……前……前来拿贼。

甘草怒白：哎！你什么是来拿贼。依我看来，你就是个贼首！好恼！好恼！

唱：你就是泻肺的桑白皮，全无血色。
止血的棕榈皮，面有千层。

菊花　白：木香，快请你爷爷。

木香　白：爷爷，我姑娘有请。

甘草　白：我正要见他。

（甘草进）

① 霜桑叶治盗汗，此处可证。

① 原抄作"材"。"才"之误也。
② 菊花配石斛，有石斛夜光丸也。功治眼目昏暗，故言正宜配合。

白：奴才①过来！你做的这样好事！

（木香相劝）

木香　唱：爷爷。

我姑爹他也是目明俊秀，

才与我姑娘结就良缘。

就等候九月重阳玉蕊开放，

那时节风摇去也要蜜甜。

总不如白薮它趁早成就。

防备那欲火动肿毒来缠。

　　　白：爷爷，再思再想。

（甘草笑）

甘草　白：哈哈！快请你姑爹。

（石斛俯首进介）

甘草　白：贤婿，老夫方才冒言，多有得罪。

石斛　白：好说。

甘草　白：老夫看来，当此夜半时候，眼目昏暗，你夫妇正宜配合②。

木香，撒开拜毡，请你姑娘就拜华堂。

木香　白：请姑娘、姑爹一拜华堂。

（拜堂介）

甘草　白：木香掌灯来，送老夫回去。以待明辰，再为摆宴。

木香　白：晓得。

（木香送甘草出门介）

　　　白：将门关上。

（木香关门，二人同下）

46

石斛　白： 我好晦①气呀！

菊花劝唱： 相公，奴非是零陵②草，清香可爱。

也要你三春柳，快毒松肌。

你若想配青香，还须三奈。

为什么怒不息，错误佳期。

石斛　白： 好呃。

唱： 我好像痘疹家，犯了紫汁，

可喜你嫩紫草，和血有功。

又喜你桃花面，破水消积。

且喜你青壳眼③，养血补脾，

天娥眉④引得我，痿阳立起，

我就用龙脑香⑤，入窍通瘀。

（二人搂抱，下场）

① 原抄作"悔"，
　"晦"之误也。
② 原抄作"零零"，
　"零陵"之误也，
　功止咳明目。
③ 青壳眼，青壳龙
　眼也，桂圆的一
　个品种。
④ 天娥眉，疑为雄
　蚕蛾。有起痿阳
　之功。
⑤ 冰片也。

第七回　红娘①卖药

① 锦灯笼，临朐方言"红姑娘子"。
② 原无"的"，据文义补。
③ 原抄作"抱"，"刨"之误也。
④ 原抄作"嬴"，"羸"之误也，瘦弱也。嬴嬴嬴嬴，四字常人常误也。
⑤ 原抄作"查"，"楂"之误也。民间查楂常通用。
⑥ 上七味皆药食两用之药也。

（丑扮红娘上场）

红娘子引白： 当家的②终日在外，他人常来讨债，

拿他几样药材，且往医家去卖。

换上几百铜钱，买些鸡、鱼、肉、菜，

大料无甚妨碍，无甚妨碍。

白： 吾乃红娘子是也。只因我家主人终日在外刨③药，家下无有一文铜钱，他也不知。

我只得拿他几样药材，送到黄医生那边，换他几百古铜钱，好买些美味便了。

唱： 买几个鲜鲫鱼，暖暖胃气。

买几只肥白鸡，补补肾羸④。

取一壶粳米酒，调经和胃。

称一两武夷茶，明目清心。

买几个山楂⑤果，消我积闷。

嗑几个冬瓜子，益脾和中。

他就是回家问，要吃何饭？

就说是淡豆豉，解热散风⑥。

（红娘下柜反上）

栀子　白：嗳！我倒受了多少惊吓，还不知黄医生
　　　　　在家没有。我且在此等一个人来，问他
　　　　　一问。呀，那边来了一娘子，我有心问
　　　　　他一声，又恐是妖蛇出现，等他来到，
　　　　　我先诈他一诈。

（红娘上）

红娘子白：我想这些药材俱不要紧，还不知他要呃
　　　　　不要^①，罢呀！

　　　唱：那黄芪逐虚邪，若不留下。
　　　　　我定要破气血，煎他莪术。

（栀子迎住）

栀子　白：哇！前面来者莫非是个妖怪吗？

红娘子怒白：你这个孩子好无道理，竟骂起老娘来了。
　　　　　你若骂我，我儿现害^②脱肛。

　　　唱：我叫人拿利刃，切你鳖头。叫我儿研^③
　　　　　细了，好涂脱肛。

栀子　白：做生意的人要和颜悦色，你看你像个什
　　　　　么光景。

红娘子白：老娘的样子不好，你快快与我爬开吧！
　　　　　老娘还要去卖药去哩！

栀子　白：你都是什么药？我正^④要买药哩。

红娘子白：你又不是个医生，要药做什么？

栀子　白：我要吃哩。

红娘子白：看你乜个^⑤模样，像个吃药的不像。

栀子　白：怎么不像，没听人说，穷汉吃富汉还
　　　　　钱^⑥。

第七回　红娘卖药

49

① 上八味皆人、禽之二便也。
② 土茯苓也。
③ 板蓝根也。

红娘子白：你既没钱，何不吃那不使钱的药呢？！听我道来。

唱：吃一些人中黄，善解热毒。

你吃些人中白，再治牙疳。

还有那白丁香，能破毒结。

还有那两头尖，也去头风。

还有那小童便，滋阴降火。

还有那五灵脂，调血止疼。

还有那望月砂，退翳明目。

还有那暴中蛆，肠结能通①。

栀子　白：这等说来，你竟是叫我吃屎喝尿的吗？

红娘子白：你不吃屎喝尿，哪里有药给你白吃？

栀子　白：我是有一点小紧病。

红娘子白：有什么紧病？

栀子　白：我不好说。

红娘子白：我晓得了。

唱：想是你小便血要吃小蓟，

想是害瘙疳还要土苓②。

想是你大便血要吃槐角，

想是你咳了血要吃沙参。

你若是卵胞肿我有橘核，

你若是大头瘟我有蓝根③。

栀子　白：不是，不是，我有些肾虚。

红娘子唱：你若是害肾虚，还吃狗肾。

栀子　白：你越发骂起我来了。

红娘子白：我是说得正经话呀！

50

唱：你若是吃狗肾，壮阳补赢。

栀子　白：我不吃狗肾，你吃吧。我是要吃药的，我
　　　　　也不吃卖的那药。

红娘子白：你为什么不吃？

栀子　白：你听！

　　　唱：你卖得不过是泽兰叶，通经破滞。

　　　　　不过是炒蒲黄，止血止崩。

　　　　　不过是浮萍[①]草，治你瘙痒，

　　　　　不过是桑[②]螵蛸，治你漏精。

栀子　白：我是要吃你身上带的那药哩！

红娘子白：老娘身带的药倒也许多，只要你有钱。

栀子　白：你就把身上带的药，说来我听。

红娘子唱：头带着红花儿，通经和血。

　　　　　脸擦着海石粉[③]，坠痰压惊。

　　　　　鬓插着紫梢花，兴阳益肾。

　　　　　耳挂着石榴坠，涩泻固精。

　　　　　身带着紫降香，破血降逆。

　　　　　腰系着青黛儿，肝火能决清。

栀子　白：这等说来，你一身好有一比。

红娘子白：比作什么？

栀子　白：我看你，头发似乌鸦，簪上戴红花[④]。

　　　　　脸上擦海粉，鬓边插紫花。

　　　　　紫降香身边挂，石榴坠耳上压。

　　　　　腰内系青黛，倒是也不差，倒是也不差。

　　　唱：你好像牡牛犊，也会说话。

　　　　　头顶上反长着两股水角[⑤]。

① 原抄作"华"，
"萍"之误也。

② 原抄作"紫"，
"桑"之误也。

③ 海浮石也。

④ 据文义应为簪上
戴红花。

⑤ 水牛角也。"角"，
临朐方言念"jiǎ"。

第七回　红娘卖药

51

① 原抄作"道"，
"倒"之误也。
② 不依，临朐方言
"不让"。
③ 据文义加"说"
字，应为"怪不
的人家说你老冬
瓜"。

红娘子　白：这是怎说？

　栀子　白：身材倒①也罢了，就是有些脚大。

红娘子怒白：好贼烧灰的，竟说老娘脚大。你没听人
　　　　　　家说，脚大福也大，陈谷烂芝麻。

栀子　笑唱：胡说！

　　　　　　那陈谷碾成米，善会止泻。

　　　　　　那芝麻做出油，也能润肠。

　　　　白：你说你这大脚，待做什么？！你说！

　　　　（老生扮白冬瓜上场）

冬瓜　引白：生来善驱烦躁，忽听街上吵闹。

　　　　　　手拿一根拐杖，出去瞧上一瞧。

　　　　　　老汉白冬瓜是也。

　　　　　　忽听街前吵闹，待我出去看上一看。

　　　　（作见介）

　　　　白：哎呀！你二人都是干什么事的？

　栀子　白：我要去请黄医生。他拦住，不依②我去。

红娘子白：我要往黄医生那边送药去，他拦住路
　　　　　　骂我。

冬瓜　白：他骂你什么来？

红娘子白：他骂我脚大。

冬瓜　白：就是这么，他说你脚大，你就该缠得小
　　　　　　着一些。

　　　　（红娘子手指冬瓜）

红娘子白：怪不得人家说你老冬瓜③。我看，倒像个
　　　　　　老南瓜。

冬瓜　白：胡说！

唱：你若是遇冬瓜，解渴利便。

　　你若是遇南瓜，发你疮根。

　　道不用猴头软你足骨。

　　裹小些叫他当醒脾黄瓜。

红娘子白：你越发老混账了，我并非有了疮痛，孩儿
　　　　　茶何必献功。若是害湿热红肿，才用你白
　　　　　头老翁①。

冬瓜　　白：噫！

　　唱：你是个大枫子②，专涂疥癞。

　　　　并非那白附子，能去游风。

　　　　论起来你两个，各自滚开。

　　　　分梨去止嗽痰，免受热蒸。

　　　　再不必到此地，多口唝③碎。

　　　　反惹得消谷食，疹痘发生。

红娘子白：我今日真乃晦气，药材也没卖成，倒被他
　　　　　二人放了多少狗屁，倒不如我回去吧。

　　唱：行乳汁去毒气且漏芦，

　　　　等着我海南子④逐水还院。

　　　　他先去玉簪花取了牙齿。

　　　　我还要除虚痨揭他龟板⑤。

　　　　（红娘下，栀子与冬瓜作揖）

栀子　　白：借问老人家，那黄医生在哪里？

冬瓜　　白：那黄医生，我的老邻居。与朋友何首乌同
　　　　　去治疮去了。

栀子　　白：你怎知道他会治疮来？

冬瓜　　白：他作了一篇《外科赋》，甚是通明⑥，我

① 原抄作"白头白头老翁"，"白头"重抄也。

② 原抄作"枫"，谐音"大疯子"。

③ 唝音谷，同俗。鸟叫声，唝碎，闲言碎语之意。

④ 槟榔也。

⑤ 原抄作"除虚揭的龟板"，据《道光本》应为"除虚痨揭他龟板"。

⑥ 原抄作"什么名公"，据《道光本》应为"甚是通明"。

① 据文义应为"我总不能记全"。

② 据文义应为"溃破后惟红升最良"。红升即红升丹也。

③ 据文义应为"仅消阴疽以艾火"。

④ 十全,十全大补汤也。

⑤ 据文义应为"他还有六个儿子"。

⑥ 黄香,即松香,表面黄色,常有一层黄白色的粉霜。功能祛风燥湿,排脓拔毒,生肌。

⑦ 原抄作"援","拔"之误也。

总不能记全①,亦能略记一二,待我念来你听。

赋云: 堂无阴疽,亦有阳疮。肿疼由于外感,轻座关乎内伤。所喜者红活高肿,可畏者气血虚尪。先时解散兮,十全八九。临时区处兮,反费张皇。肿硬时艾叶灸则为要,溃破后惟红升最良②。仅消阴疽以艾火③,烙去腐肉以升丹。又不见十全④,补气血而有益。不如日长肌肉而非常。你听此赋,岂不是治疮的名手吗?!

栀子 白: 如今他往哪里去了?

冬瓜 白: 今早他二人说说笑笑,同行而去。不知他往哪里去了。

栀子 白: 照这等说来,我也寻他不见,倒不如速速回去。

冬瓜 白: 你且慢去,我对你说,他还有六个儿子⑤,都是名公呀。

唱: 有一个叫黄连,善清心火。

有一个叫黄芩,泻脾有功。

有一个叫黄精,大有补益。

有一个叫黄香⑥,拔⑦毒消肿。

有一个叫黄腊,磨疳破积。

有一个叫黄柏,补泻肾宫。

冬瓜 白: 你何不请他一个同你前去?

栀子 白: 老翁哪晓?未禀我爷爷之命,焉敢冒请?待我回去,见了我家爷爷,再做商议。

冬瓜　白：既然如此，老汉失陪了。

　　　　（冬瓜下）

栀子　白：罢了，我且回去呵。

　　唱：急得我脑顶疼，去进藁①本；

　　　　好像那钻地风，健步难行。

　　　　用竹节吃虎胫，两腿加力。

　　　　跑得我两腿酸，去寻海桐②。

　　　　我回去寻木香，快快隔气。

　　　　我还要抓茄根，洗我脚疼。

栀子　白：好了，来到了。

　　唱：我进了麦门冬，止嗽解烦。且坐在青礞③

　　　　石，定定痰喘。

　　　　（甘草上）

甘草　白：嗳，这奴才，他也再不来了。

　　　　（猛然看见）

　　白：哦，那不是栀子吗？

栀子　白：爷爷，那黄芪甚是时兴④，小人寻他不见。

甘草笑白：哈哈哈哈！倒也亏他不在家，既省几顿饭，

　　　　又省许多钱⑤。

栀子　白：这是怎说？

甘草　白：栀子哪晓，自你姑爷来到咱府，你姑娘病

　　　　体痊愈。今已拜过华堂了。

栀子　白：这等说来，俺姑爷的药，倒比那黄医生

　　　　还妙。

甘草　白：胡说。

　　　　这正是：人逢喜事精偏爽。

① 原抄作"橐"，
　"藁"之误也。

② 海桐皮也。

③ 原抄作"蒙"，
　"礞"之误也。

④ 临朐方言，意为
　人气旺，流行。

⑤ 此处原文书"𥝲"，
　乃医生书写中
　药剂量的符号
　"钱"。

55

栀子　白：蜂采花心味更长。

甘草怒白：打嘴!

栀子　白：是了。打嘴。

（二人下场）

第八回　金钗遗祸

（石斛上场）

石斛　白：衔^①水题成红叶渡。

（菊花上场）

菊花　白：鳌峰及第绿袍新。

（二人坐）

石斛　白：小姐，今逢大比之年，本宜上京赴选，但
是我意未决。闻听人说，大街有一决明^②
先生，甚是灵验。我有心卜得一课，不知
你意何如？

菊花　白：任凭相公。

石斛　白：既然这样，小姐请回，待我前去便了。

（菊花下）

石斛　唱：因为这功名事，心未决定。

求一个益智子，缩便固精。

来到了滑石街，先行小便。

再到那闹场市，去会决明。

（石斛下，草决明上场）

草决明白：五行生父子，八卦定君臣。

① 接骨古钱：在《医统》卷七十九中记载，将古文钱烧红晾冷研末可治疗骨折。
② 原抄作"止"，据文义应为"直"。
③ 原抄作"弋"。
④ 原抄作"公"，据文义应为"功"。
⑤ 原抄作"总"，据文义应为"纵"。

吾乃草决明是也。自幼善治眼疾，亦会卜易。人将我草字不提，皆称我决明先生。今在大街卖卜，便将招牌挂出，赚几个接骨古钱①，也就罢了。

（决明挂介，石斛上场）

石斛　白：是我直②往前走，只见招牌一面，待我念来："决明堂善卜周易，兼治眼疾。"想必这就是决明先生了。待我问他一声：你就是决明先生吗？

决明　白：不敢，就是小弟，请坐叙话。相公来此为的何事？

石斛　白：小弟原为功名之事。

决明　白：待我与你卜来。

（摇钱③看卦）

决明惊白：呀！你不久就有杀身之祸，还问什么功④名哩！

石斛　白：还求先生细看。

决明　白：待我再看变卦何如？

（又摇钱看卦）

　　　白：这变卦里边，纵⑤然逢凶化吉，总有要毒缠绕。不成卦，不成卦。

石斛　白：这是先生的卦礼。

决明　白：卦礼不要，相公请回。

石斛　白：如此请了。

　　　唱：只见那决明子，立断吉凶。

　　　　　倒叫我为功名，疑病又生。

我实想用黑豆，滋阴和血。

谁知他痔疮发，还用瓦松。

吓得我神不定，去寻小草①。

少不得养心血，还用归身②。

（石斛下）

决明　白：嗳！三天未曾发市，今日又遇此卦，败兴败兴。我看来，倒不如③专治眼疾，还是正庄④。待我将招牌摘去，专治眼疾去吧。

　　　　唱：无论那风火眼，吾都能治。

他就是有云翳，我也能攻。

决明　白：再不卖卜了，再不卖卜了。

（决明下，石斛上）

石斛　白：嗳！今天占卦，好不遇兴⑤。

（石斛进门介）

石斛　白：小姐哪里？

（菊花上）

菊花　白：相公回来了。

石斛　白：回来了。

菊花　白：你占卜却是怎么样了？

石斛　白：是我占了一课，甚是不祥。这功名事，我就冷淡了。

菊花　白：功名大事，还得与爹爹商议。

有请爹爹！

（甘草上）

甘草引白：芙蓉花随时开放，消肿毒四季平安。

　　　　白：请出老夫有何话说？

① 远志也。功安神定志。

② 归身，即当归身，为当归中间的部位，当归按其部位不同可分为归头、归身、归尾、全归四种。

③ 到不如：临朐方言，反而不如。

④ 正庄：临朐方言，地道，正确之意。

⑤ 遇兴，败兴也。

① 原抄作"晋"，据
文义应为"搢"。
临朐方言，牵拉、
拽的意思。此处
意为不阻拦。

② 金石斛进京赶
考，是考武进
士。

③ 花才放，言初婚
也。

石斛　白：今逢大比之年，小婿上京赶考不敢自专，
　　　　　只得上禀。

甘草　白：贤婿有此大远志，老夫也是不搢① 行。

石斛　白：小婿在大街卜了一卦，甚是不祥。

甘草　白：贤婿，你没听的人说，算卦的口没梁斗。
　　　　　俱是胡诌，不必信他。栀子哪里？

　　　　　（栀子上）

栀子　白：有。

甘草　白：你姑爷要上京赶考②。准备弓马，就随你
　　　　　姑爹前去。

栀子　白：晓得！

　　　　　（栀子下）

甘草　白：贤婿稳坐草堂，老夫还有嘱托。

　　　唱：圣天子开科选，你今前去。

　　　　　到路上节饮食，起居须防。

　　　　　你吃些白蜂蜜，解热润燥。

　　　　　带上些枳椇子，能治酒伤。

　　　　　配吃些红枣肉，益脾和胃。

　　　　　取上些大麦芽，消食润肠。

　　　　　住店时要明目，沙苑适当，

　　　　　无人处免惊热，壮你熊胆。

　　　　　（菊花踮起皆过）

菊花　唱：忽听说备弓马，射干前去。

　　　　　要治他咽肿闭，风火独缠。

　　　　　奴有心用菊酒，将他晋住。

　　　　　真来是花才放③，不敢胡言。

白：相公，你这里来。

石斛迎白：说什么？

（菊花唱西江月调）

菊花　唱：相公今要赴京，奴家不敢晋^①恋。

赠与你金钗一件，昼夜常带身边。

独眠可无怪梦，旷野亦不惊恍。

盼情郎气爽神清，定赴琼林盛筵。

石斛　白：多谢小姐美意了。

（二人转回）

甘草　白：贤婿请坐。

（栀子上）

栀子　白：弓马行囊，俱已齐备。

石斛　白：小婿拜别。

甘草　白：送贤婿。

石斛　白：岳父请回。

（石斛上马，与栀子下）

（甘草回）

甘草　白：女儿，你看我贤婿：壮怀忽奋凌云志。

菊花　白：大勇还裕厚朴材。

甘草　白：丹桂高攀临帝阙。

菊花　白：青云独步问天台。

甘草　白：好！好一个青云独步问天台！

（甘菊二人同下）

（陀僧扮店主上）

陀僧引白：生就狼毒心，单治疥湿客商^②，暗用些信
石，下进了壶肠，管叫他时刻命丧，时刻

① 晋，临朐方言口
语，有放纵、留
连、尽兴之意。
② 商，通商。

① 原抄作"遼"，"瞭"之误也。
② 薤白得酒治胸痹，正合瓜蒌薤白白酒汤之意。
③ "盉"同"杯"。
④ 史国公：史国公酒是也。祛风除湿活血通络，用治风寒湿痹。
⑤ 原抄作"夥"，据文义应为"伙"。

命丧！

陀僧　白：吾乃弥陀僧是也。自从在姑姑庵害了栀子，我与山慈姑逃命在外，无处投奔，改名换姓，在此开了一座黑店。今日天色已晚，我不免去瞭①望一回。

（栀子上）

石斛　唱：离桑梓到中途，谁知冷热。
　　　　　霎时间日坠落，两腿发酸。

　　　白：栀子上前问过，此处却有店房没有？

栀子　白：晓得。
　　　　　此处可有店吗？

陀僧　白：老客，莫不是投宿的吗？

栀子　白：正是。

陀僧　白：请进来，就到上房安歇。相公可用什么饭？

石斛　白：你有什么饭？

陀僧　白：相公听我道来。

　　　唱：我有那黑羊肝，补肝明目。
　　　　　我有那大海米，益肾兴阳。
　　　　　我有那丝瓜菜，解热利便。
　　　　　我有那粳米饭，助脾益肠。
　　　　　我有那薤白酒②，能治胸痹。
　　　　　吃几盉③史国公④，亦治风瘫。

石斛　白：这些东西我已用过了，只用明灯一盏。

陀僧　白：是，伙⑤计！快禀灯来。相公，这是明灯一盏，灯草数寸，既能明目又能清心①。

62

你就歇了吧。

石斛　白：店主请回。

　　　　（陀僧出）

陀僧　白：我看那相公身戴金钗，甚是可爱。怎么得到我手才好。有了。等至半夜时候，一刀两断，将他杀死。这金钗行囊，何愁不到我手。就是这番主意便了。

　　　　（陀僧下）

栀子　白：姑爹，我看那店主人好像那弥陀僧。他秉性最毒，必有歹心，姑爹须防备。

石斛　白：不必惊惶，我自有主意，歇了吧。

　　　　（鼓打一更）

石斛　唱：只听得樵楼上，鼓打一更，
　　　　　忽然间想起了，众位宾朋。
　　　　　有一个楮实子，壮肾明目；
　　　　　有一个叫青盐，也壮肾宫；
　　　　　还有那青葙②子，除风退翳。
　　　　　石决明理内障，并治疮痈。
　　　　　众兄弟到围场，争明夺目。
　　　　　我定要显奇能，尤见精工。

　　　　（鼓打二更，陀僧上）

陀僧暗白：呀！樵楼鼓打二更，想必相公就该睡熟，待我手拿短刀，上前动手便了。

　　　　（陀僧拨开门）

陀僧　白：招刀！

　　　　（石斛将刀夺住，二人相打，陀僧下，石斛

① 灯心草，明目清心。

② 原抄作"箱"，"葙"之误也。

第八回　金钗遗祸

① 朝脑，吵闹谐音。

② 商，通商。

③ 空，同孔。

④ 怀庆产四大怀药，山药、地黄、牛膝、菊花。怀庆刀，当时大概是切药的名刀。

赶去，栀子跑上）

栀子　白：不好了，当真有贼。我就趁此机会，寻他的蜂房，若有葱白佳人必然见艾。叫他与温洗温洗，待贼风消除，我再出去。

（栀子跑下，慈姑上）

慈姑　白：呀！这般时候，还都朝脑①。想是前店里，那些丝瓜子，身带麝香，引动了人龙客商②，靠他杏仁使出金枪不倒方，弄得有些难受了。

（栀子上）

栀子　白：我看这座店房，窗空③甚多，想必就是蜂房。

要避贼毒，待我进去。

慈姑惊白：呀！你是什么人？快忙出去，你若不出去，我便喊叫。

（栀子拉住慈姑）

栀子　白：你若喊叫，我有怀庆刀④一把，将你一片一片切了。我且问你，那个店主是谁？

慈姑　白：他……他……他是弥陀僧。

栀子又问：你是何人？

慈姑　白：我是山慈姑。

栀子　白：好秃贼！前者在姑姑庵，你两个几乎把我伤害。又想在这里害我，你给我去吧。

栀子　白：我将慈姑杀死，就是那弥陀僧也难脱我手。待我疾速看来。哪里走！吃我一刀！

（栀子下，陀僧跑上）

陀僧　白：众伙计快来！

　　　　（众齐上）

　众　白：将众伙计叫来，哪里使用！

陀僧　白：咱店里住的那个虼虫，破血消癥，甚是厉^①害，大家动手与我打了。

　众　白：是了。

　　　　（赶去）

石斛　白：招打！

　　　　（石斛将众打死，将陀僧扭住）

石斛　白：你在此不知毒杀多少人，今日将你拿住。哪用分诉，打碎你，丢下油锅去吧^②。

　　　　（将陀僧打死，栀子跑上）

栀子　白：姑爹，咱将人打死，就该速速逃去，到得京上，倘得一官半职，此等罪案方可消灭。

石斛　白：既是如此，快牵马来。

　　　　（石斛上马）

栀子　白：快走，快走！

　　　　（同下）

① 原抄作"利"，"厉"之误也。
② 言密陀僧的炮制方法。

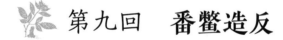

第九回　番鳖造反

① 番鳖子，又名马钱子。此处用马钱子意为谐音马前卒之意。

② 瓦楞子，功清痰化瘀，轻坚散结，制酸止痛，实无破血之效。

（大花脸扮番鳖子上场，舞）

番鳖　白：哦呀！哦呀，呀、呀、呀！

吾乃西番驸马番鳖子是也，生来禀性最毒，且又力大无穷，今在西番招为驸马，改名又叫马前子①。父王差我领定人马，反进中原使出恶毒，俱叫他吐血而死。天开黄道，正好兴兵。小番儿！随我以到中原走走。

（番鳖下，老丑扮饴糖上）

饴糖　唱：我饴糖能健中，大有补益。

不料我年高迈，犹遇灾殃。

番鳖子造了反，不久就到。

吓得我稀屎劳，还要枯矾。

　　　白：快跑，快跑！

（小旦扮瓦楞子，迎面拦住）

瓦楞子白：老人家，慌慌张张所为何事？

饴糖　白：瓦楞子②，你这个孩子，只顾与人家破血消癥，你哪晓番鳖子造反，不久就到。

66

　　　　呀！不好了！我这腹中作响，要出恭也。

　　　　（饴糖跑下）

瓦楞子唱：忽听得老饴糖[1]，说了一声。

　　　　吓得我痰火甚，要寻胆星。

　　　　还有些气不调，苏梗须用。

　　　　再用些荔枝核，又止疝疼。

　　白：我想那水红花，他子幼母孀。是我的个好
　　　　邻居，我何不晓喻他知道，也叫他速速逃
　　　　命。来此已是，快忙开门，快忙开门。

　　　　（正旦扮水红花，小生扮水红子，同上）

水红花白：是哪个叫门？

　　　　（开门介）

瓦楞子白：嫂嫂，不好了！番鳖造反，不久就到。你
　　　　母子还不逃命去吗？！

　　　　（楞子跑下）

水红花唱：呀！

　　　　吓得我水红花，魂飞魄散。

　　　　龙齿儿定惊痫，也是枉然。

　　　　叫我儿你慢慢，将娘扶住。

　　　　省得你苏合香，理厥化痰。

　　　　咱今日无熟地，难以逃命。

　　　　叫为娘眼发红[2]，泪珠不干。

　　　　你母舅[3]总善会，乌须染发。

　　　　他也是没食子，家内贫寒。

水红花白：这该怎么？哦，有了。

　　唱：忽想起那阿魏[4]，是你仁叔。

①　原抄作"唐"，
　　"糖"之误也。

②　据文义应为"叫
　　为娘眼发红"。

③　何首乌也。与水
　　红花同属蓼科植
　　物，故以母舅相
　　称。"旧"应为
　　"舅"。

④　阿魏，功消积、
　　化痰、散痞、杀
　　虫。

① 浙贝母也。

② 哑音立，象声词。

③ 锡、赐通用。

④ 大黄，别名锦纹，以其攻下荡涤功大称将军。又以四川道地称川军。

⑤ 原抄作"少"，据文义应为"稍"。

⑥ 原抄作"党"，"荡"之误也。

他善会化痞疾，权度时光。

咱母子急慌忙，投他前去。

你与他同化痞，才把儿安。

你就是烦热了，须要知母。

且不可贝母性①，去化毒痰。

水红花白：儿哑②，随娘来吧。

（二人同下，石斛扮武将上，舞）

石斛引白：圣德醍醐天宠渥，王言沦纾国恩多。

白：末将金石斛是也。

大比之年，上京赶考。求取功名，幸中了武进士第。皇上将我分发四川，大将军帐下听用。今日元帅升帐，只得在此伺候。

（红净扮大黄上）

大黄引白：君恩多雨露，臣节壮风云。

诗：勇力刚强气象豪，皇恩锡③爵树旗标。

通瘀破结功劳重，身着皇裳拜圣朝。

白：吾乃四川大将军，姓锦名装，外号大黄④是也。圣上因我有荡涤邪寇之力，扫除恶积之能，封为四川大将军。中原地界稍⑤有不净，我即东荡⑥西除，南征北讨。决不肯少为惜力。今坐大帐，帅字旗无风自摆，必有军情大事。

（报子上）

报子引白：一心忙似箭，两腿快如飞。

白：报子告进！

卒　白：进来。

68

报子　白：元帅在上，报子叩头。

大黄　白：有何军情？

报子　白：启禀元帅，番鳖子领定人马，反进中原。

大黄　白：好把反贼呀。

　　　唱：你竟敢螃蟹儿，横行散血。

　　　　　岂知我配生肌，定剥蟹黄。

　　　　　他就是刺猬①皮，能除痔漏。

　　　　　管叫他寻象皮，去涂刀伤。

　　　　　杀来他鸡头子②，固精有效。

　　　　　省得尔眼烂烂，还要胆矾③。

大黄　白：金石斛听令。命你为前战先锋，速将四
　　　　　营兵将挨次听点。

石斛　白：得令！

　　　　（石斛传令）

石斛　白：前营火兵听点！

　　　　（火兵齐应）

大黄点名：石硫黄！

硫黄　应：有！

大黄吩咐唱：你速去用烈火，烧他肠胃。

　　　　　用几个生附子④，厥阴有功。

　　　　（硫黄退）

大黄　白：川乌！

川乌　应：有！

大黄　唱：你速去除风湿，寒痹也治。

　　　　　安治他两腿疼，再用火针。

　　　　（石斛传令）

① 原抄作"蝟"，"猬"之误也。
② 鸡头子，芡实的别称。益肾固精，补脾止泻。
③ 原抄作"凡"，"矾"之误也。
④ 附子、川乌皆大热有毒之品，配火针疗法，温经散寒、止痛活络，可细细验证。

① 原抄作"蕨"，
"蕤"之误也。
蕤仁子，祛风散
热，养肝明目，
主治目赤肿痛。

② 原抄作"腿"，
"眼"之误也。

③ 铁浆为铁浸于水
中生锈后形成的
一种混悬液。主
治癫痫狂乱，疔
疮肿毒，漆疮，
脱肛。

石斛　白：后营水兵听点！

　　　　（水兵齐应，大黄点名介）

大黄　白：商陆！

商陆　应：有！

大黄　唱：你速去开积水，决一死战。

　　　　战得他水气喘，葶苈当前。

　　　　（商陆退）

大黄　白：黑白丑！

　丑　应：有！

大黄　唱：你速去逐水府，两便齐下。

　　　　拿住他冬葵子，破血通关。

　　　　（石斛传令）

石斛　白：左营弓箭手听点！

　　　　（左军齐应，大黄点名介）

大黄　白：皂角刺！

皂角刺应：有！

大黄　唱：你速去透脓毒，治他肿硬。

　　　　多带些鬼箭羽，杀这邪虫。

　　　　（皂角刺退）

大黄　白：蕤① 仁子！

蕤仁子应：有！

大黄　唱：你须要有准头，治他眼② 肿。

　　　　他若是颠狂甚，须用铁浆③。

　　　　（石斛传令）

石斛　白：右军押粮兵听点！

　　　　（右军齐应，大黄点名介）

大黄　白：禹余粮①！

禹余粮应：有！

大黄　唱：你速去运粮草，提防崩漏。

　　　　　多运些薏苡仁②，健脾湿痊。

　　　　　（禹余粮退）

大黄　白：枳实！

枳实　白：有！

　　　　　（大黄点名介）

大黄　白：芒硝！

芒硝　应：有！

大黄　白：先锋官哩。今将人马点就，传令辕门放炮
　　　　　起营。

　　　　　（先锋传令介）

石斛　白：放炮起营！

　　　　　（众将齐下，又上众将）

众将禀白：禀元帅。离贼兵不远了。

大黄　白：就此安营。一拥杀上前去！

　　　　　（番鳖子迎住）

番鳖　白：你这黄面小儿，见了驸马爷，就该下马
　　　　　投降。

大黄　白：好把野狗！满口胡说，想是你热邪太甚。
　　　　　枳实、芒硝听令！二马连环一齐攻下！

　　　　　（两兵相战，番败，将军人马齐下，番
　　　　　跑上）

番鳖　白：黄面小儿，甚是骁勇。不来追赶便罢，若
　　　　　来追赶，吾有胡芦巴，内藏千百小子，一

① 禹余粮，非粮
　也。为氢氧化物
　类矿物褐铁矿，
　具涩肠止泻、收
　敛止血之功。
② 原抄作"苡薏"，
　"薏苡"之误也。

第
九
回
番
鳖
造
反

① 胡芦巴，又名芦巴子，如萝卜子。入肾经，温肾、散寒止痛，故云。

② 天雄，为乌头不生附子且年岁长者。性味较乌头附子更猛烈。

③ 瞽（gǔ），意为眼睛瞎。

齐攻下，定治他寒疝疼痛。

（帅兵赶出小子，齐攻。帅败走，小子追去）

大黄上白： 好把野狗，使出胡芦巴①，攻我肾脏，迫我请来天雄②神将，一阵烈火烧他寒湿难存。

（伏剑，作法）

白： 天雄赴坛！

（大花脸扮天雄，舞）

天雄　白： 法师召我到来，有何法旨？

大黄　白： 天军哪晓。番鳖子使胡芦巴与我相敌，请你到来，放出烈火，将他炙焦。

天雄　白： 遵法旨！

（小子上，天雄烧退，交旨）

天雄　白： 启元帅，千百小子俱已炙焦。

大黄　白： 有劳天军了，请！

（天雄下，帅兵齐下，番鳖上）

番鳖　白： 好黄面小儿，竟把我的宝贝破了。他哪晓我还有硇砂一个，一阵风，布列空中，就如大雪一般，吹入眼内，管叫他俱成瞽③目。

（番作法，帅令兵赶上）

大黄　白： 不好了！快走，快走！

（大黄败下）

小番　白： 启上驸马爷，大黄人马俱掩目败走。

番鳖子白： 小儿败走莫追赶，收兵回营。

（番下，帅兵上）

石斛　白：禀元帅，众军士不知受了甚毒？二千余人
　　　　　俱是眼瞎，耳边俱听的是痛哭之声。

大黄　唱：呀！不好了！
　　　　　我实想用柿蒂，降逆止呃。
　　　　　谁知他旱莲草，也会乌须。

大黄　白：这便怎么处？

石斛　白：末将有一岳父姓甘名草，山西汾州府人氏，
　　　　　他善解百毒，亦会眼科。元帅修本，奏于
　　　　　咱主，叫他速到阵前，作为参谋。番鳖子
　　　　　纵有要毒，他也就投降而去^①。

大黄　白：既是这样，本帅修书奏与圣主，你就差人
　　　　　去请甘草。切莫迟延。
　　　　　传众下去，歇马。
　　　　　（帅同众将下）

石斛　白：待我修书便了。
　　　　　（修书毕）

　　　白：栀子哪里？

栀子应白：有！

石斛　白：这是书辞一封，送到你甘爷爷那边，速去
　　　　　快来。

栀子　白：晓得。
　　　　　（栀子下）

石斛　白：单等栀子回来路，烦热扫除庆太平。
　　　　　（下场）

① 甘草解诸毒。

第十回　甘草和国

① 原抄作"宕"，
"菪"之误也。
莨菪子，天仙子
之别名，功能安
神止喘，解痉止
痛。此处取浪荡
子之谐音。
② 八角茴香也。

（栀子上场）

栀子引白： 昔日曾为莨菪①子，今天始得大茴香②。

诗： 茴香最治疝气疼，

　　莨菪苦寒且莫尝。

　　吾乃栀子便是，我姑爹叫我到太原汾州，
　　与我甘爷爷下书，快来速去。我就星夜奔
　　走便了。

唱： 我姑爹他叫我，快忙前去。

　　好像是荆芥穗，催毒驱风。

　　又好像兔脑丸，催产立下。

　　两腿足害肿毒，去寻紫荆。

　　跑得我肺喘了，蛤蚧须用。

　　治得劳火甚，秋石也行。

白： 快走，快走。呀！这座大门倒像我家门首，
　　待我问上一问。众位请了。这是谁家的
　　门首。

（内答应）

内答 白： 你不是栀子吗？！连你自家门也不认得了，

可笑，可笑！

栀子　白：你说此话倒有些大便不通。哪晓栀子，就是小便也通。

内答　白：爬开罢。

栀子　白：嗳，那反贼吓得我，把门都摸不着了 [1]。罢，罢！进去吧，爷爷快来。

（甘草上）

甘草　白：栀子来了吗？你姑爹呢？

栀子　白：爷爷，我姑爹有书呈上。

甘草　白：呈来老夫一观。

（观罢）

甘草　白：原来你姑爷到京高中，遂即奉差出征，不幸军中有难。我且问你，那反贼可什么模样？

栀子　白：爷爷听道。

栀子　唱：生就的铜绿面，能医烂眼。
长就的红莲须，还治遗精。
戴一顶白鸡冠 [2]，能治白带。
穿一身猪蹄甲，痔漏有功。
身跨着橘红马，化痰止嗽。
手拿着大戟斧，要把水攻。

甘草　白：这等可恶。快请你姑娘出堂。

栀子　白：请姑娘。

菊花　白：只见那并头莲，红花娟娟。香附来扑奴面，惹动心猿。想金钗不能见，椿堂 [3] 又唤。必是他折桂枝，锦衣面还。

① 栀子急昏头了，连自己家门都不认识了。
② 鸡冠花也。
③ 椿堂代指父亲，喻有健康长寿之意。《庄子·逍遥游》：上古有大椿者，以八千岁为春，八千岁为秋。

① 芦荟也。

② 原抄作"藤"，"胜"之误也。据药效应为胜，巨胜子，即黑芝麻，功补肝肾、润五脏。

③ 原抄作"扒"，"爬"之误也。

④ 牛蒡子也。

⑤ 原抄作"青盲人"，"青麻仁"之误也。

⑥ 原抄作"硬"，"梗"之误也。

⑦ 青果也。

（菊花拜）

菊花　白：爹爹将孩儿唤出，有何训教。

甘草　白：女儿哪晓。

　　　唱：我贤婿占鳌头，军前书到。

　　　　　番鳌子不投降，叫我和番。

　　　　　我想那番鳌子，有何作用？

　　　　　不过是草芦荟①，善治虫疳。

　　　　　他非是巨胜②子，大有补益。

　　　　　他竟敢动火，要吃龙胆，

　　　　　惹得那真地龙，下行清热。

　　　　　才叫我爬③山虎，治他腿伤。

菊花　唱：爹爹呀！

　　　　　你如今承高迈，精神短少。

　　　　　岂像是大力子④，能治喉疼。

　　　　　岂像那茺蔚子，明目有用。

　　　　　岂像那蝼蛄，耳也不聋。

　　　　　他就是毒藜芦，叫人吐倒，

　　　　　该用个青麻仁⑤，吸他谷精。

　　　　　叫爹爹去和番，已属不可。

　　　　　为什么使君子，也去杀虫。

甘草　白：女儿不晓，我贤婿现在军营。

　　　唱：他好像鱼骨儿，梗⑥在喉内。只得我橄榄⑦气，才得无恙。

菊花　白：爹爹既要前去，路上须要小心。

甘草　白：女儿不必多虑。还要你紧守门户，老父即便起身。

菊花　白：送爹爹。

甘草　白：女儿回避罢。

　　　　　（甘草栀子同下）

菊花　唱：今有这鲜荷花，游鱼去戏。

　　　　　想是他欲助胃，还要升阳。

　　　　　惹得奴莲子心，烦渴须用。

　　　　　单等着马勃回，热毒才凉。

菊花　白：木香将门关上。

木香　白：晓得。

　　　　　（二人下，栀子甘草上）

甘草　唱：渡汾河出潼关，沿山前去。

　　　　　尽是这树木林①，百草葱葱。

　　　　　我好比透骨草，除风去湿。

　　　　　山茱萸补肝脏，也固肾精。

　　　　　闻着你香桃草，扑鼻可爱。

　　　　　还有那番白草，洗痔消痈。

　　　　　炉甘石点眼疾，大有奇效。

　　　　　老鹳草治腿腰②，要去成功。

栀子　白：爷爷，你看那路旁③有一个手推丸药的，
　　　　　他是什么人？

甘草　白：栀子哪晓，他名叫蜣螂，外号叫铁甲将军。
　　　　　善于破血，亦会通肠。又好用丸药保养，
　　　　　故天天用力推圆不误④。

栀子笑白：哈哈！怪不得吃得黑胖。爷爷，你看那个
　　　　　大肚汉，身架丝罗，好像个有钱的，他是
　　　　　个什么人？

① 为对仗应为"尽
　是这树木林"。
② 应为"老鹳草治
　腿腰"。
③ 原抄作"傍"，
　"旁"之误也。
④ 原抄作"悞"，
　"误"之误也。

① 据文意，应为"他也要多少吸吸"。

② 原抄作"绿"，"缘"之误也。

③ 言虎杖也。

④ 石菖蒲也。

甘草　白：他叫蜘蛛，最是不好的。空凭起争，好吃飞食。人就是蝎螫不堪，他也要多少吸吸①。

栀子　白：叫他与我吸。

甘草　白：闲话少说，快忙走路吧。

　　　唱：咱今日抖精神，快忙前去。

　　　　　会一会番鳖子，永免祸缘②。

　　　　　我若是壮大力，将他拿用。

　　　　　定然要剥去皮，还要油煎。

栀子　白：爷爷，这就是军营了。

甘草　白：禀你姑爹，就说老夫来到。

栀子　白：禀姑爷，甘爷爷到。

石斛上白：待我出去迎接。

　　　　（石斛出作揖，迎见甘草）

　　　白：岳父来了。

甘草　白：请！老夫生性平和，不会死杀，有辱贤婿推荐了。

石斛　白：岳父暂且歇马，小婿即禀元帅知晓。

　　　　（二人同下，大黄上）

大黄　白：行兵自愧无长算，

　　　　　失去虎威仗③一半。

　　　　　谋臣设尽千般计，

　　　　　要把前差尽皆瀚。

大黄　白：先锋差人去请甘草，至今未来，岂不愁闷人也。

　　　唱：我今日心气迷，菖蒲④须用。

还要那天南星，逐痰去风。

必得那代赭石，镇肝降逆。

才得见远志儿，益智安神。

石斛进白： 启元帅，甘草已到营下。

大黄　白： 快忙请来。

（石斛出门介）

石斛　白： 有请岳父。

（甘草上）

甘草　白： 贤婿有何话说？

石斛　白： 元帅有请。

甘草　白： 贤婿前行。

（同进介）

甘草　白： 元帅在上，甘草叩拜。

大黄　白： 请起，坐了叙话。

甘草　白： 告坐了，元帅有何见教？

大黄　白： 先生哪晓，番鳖造反，不知使的什么毒物，忽然倾出一阵风来，布得如大雪一般，吹入眼内，俱成瞖目。

甘草　白： 启元帅，西番贯出硵砂，总能去瞖也能烂肉。这番狗必使此物作祟[1]。这是空青[2]数枚，速散军中，用此一点，便开眼目。

大黄　白： 先生何以当之？

甘草　唱： 元帅！

他若是用硵砂，再行作祟，

我有那青风藤，贯会驱风。

一阵风将硵砂，吹入云内。

[1] 原抄作"崇"，"祟"之误也。崇祟易混。民间传抄易为真实。

[2] 空青，别名青油羽、青神羽、杨梅青。功效凉肝清热，明目去瞖，活血利窍。

第十回　甘草和国

① 血凝滞不通则痛。
② 元胡又名元胡索，元胡本名"延胡"，宋朝时避宋真宗"赵延"名讳，而将"延胡索"改为"玄胡索"，到清朝，因避康熙大帝"玄烨"名违又将"玄胡索"改为"元胡索"，后沿用至今。
③ 应为"即刻闯进番营"，为文义畅通加一个"刻"字。
④ 原抄作"当"，"挡"之误也。

管叫他拨云翳，复见睛瞳。

大黄 白：他若不肯投降，又将如之奈何？

甘草 唱：元帅！他就是血凝滞，叫人疼痛①。我还有索一条，名叫元胡②。到阵前吾急力，将索使出。他也就气血调，不叫强图。

大黄 白：先生竟有如此奇法。先锋官听我传令！发起人马，即刻闯进番营③。

（人马齐行，番兵迎住）

蕃兵 白：你们这瞎眼小子。又来睁眼说话，想是半睁半瞎。待我再使硇砂。

甘草 白：好把番贼果用硇砂作祟，岂知你爷爷青风藤贯驱风吗？！

（一阵风吹入云内，番怒）

蕃兵 白：唉，你是何人？敢坏我的法术！

甘草 白：爷爷甘草是也。

番兵惊白：小番儿快忙收兵！

（番兵跑下）

众将 白：启元帅，番兵败走了。

大黄 白：随后追赶！

（番兵上）

番兵 白：呀！不好了！

唱：有甘草解百毒，名传天下。又有那大将军，叫我难挡④。总不如递降表，早早投顺。就叫我去壮力，这有何妨？

大黄赶上白：你这番狗，哪里走？！

80

番兵 白：元帅不必动手，这是降书顺表，带进天朝去请功受赏，这也罢了嘛。

（帅接表）

大黄 白：待我念来：

伏惟番臣，生长外番，未蒙中国之化，秉性毒恶，尤少和平之养。所以草木无知，擅出地界，犬马猖獗，偶犯天威。虽曰益人以力，臣有片长，亦不过与莺爪为耦，助人手腕之力。与土子同伴，益人筋骨之伤。岂若白鱼鳔强筋壮骨。自然铜接骨续断而有益，以碎补而最良。臣今不胜惶恐之至。伏乞圣主宽恩。番臣益加感激。伏俯得命①，朝贡不欺，谓予不信，有如曒②日，特此上恳，谨以表闻。

（念毕）

大黄 白：罢了。饶你不死。

传众将一同回朝，启奏圣主便了。

（大黄与番兵分两路下）

（皇帝上场）

皇帝引白：百般药性常优劣，万国衣冠拜冕旒。

（文武拜介）

皇帝 白：朕神农皇帝在位，前有锦将军有本奏上，说道番鳖子反进中原，他与金石斛领兵征讨，甘草作为参谋。吾想此种恶毒，既有将军扫荡，又有甘草和解，凯歌报

① 原抄作"附"，"俯"之误也。伏俯得命，即卧在地上以保全性命，伏首称臣之意。

② 曒，纯白明亮之意。

81

① 锦装黄，大黄又
名锦纹将军，故
自称锦装黄。

② 大黄，又名将
军，道地四川，
又名川军。

捷，不久回朝。

皇门官道：旨下！有事出班早奏，无事卷帘朝散。

大黄　白：臣锦装黄①见驾。

皇帝　白：锦将军去征反贼，胜败何如？

大黄　白：启奏我主。那反贼闻见甘草，即递降表，
　　　　　逃命而去。臣谨将降表呈上。

皇帝　白：呈来待朕一观。

　　　　　（观毕）

皇帝　白：朕心甚喜！即宣甘草上殿。

大黄传旨白：旨下，甘草上殿！

　　　　　（甘草上殿跪拜）

甘草　白：臣甘草见驾。愿吾王万岁！万岁！
　　　　　万万岁！

皇帝　白：甘草听旨，朕因你和解有功，封为国老，
　　　　　带职还家。

甘草　白：谢主荣恩！

　　　　　（甘草下殿）

皇帝　白：锦将军听旨！朕因你领兵征讨，不惜余
　　　　　力，封为世袭大将军，仍在四川镇守②。

大黄　白：臣谢君恩！

　　　　　（大黄下殿）

皇帝　白：宣金石斛上殿！

石斛跪白：臣金石斛有本奏于我主。

皇帝　白：爱卿有何本奏？

金石斛白：臣于大比之年，上京赴考。夜宿茅店，
　　　　　不料店主见臣身带金钗，便起不良之心，

被臣杀死，万乞恕罪。

皇帝　白：朕因你治乱有功，将功折罪。即号金钗石斛 [1]，守备六安名山去吧 [2]。

石斛叩白：谢恩！

皇帝　白：荣封已毕，领旨下殿！

（众臣呼）

众臣　呼：万岁！万岁！万万岁！

（黄帝下，众臣拜毕，同下）

[1] 此道出金石斛来历。
[2] 六安石斛为道地也。

卷终　题药会图

① 原抄作"心"，"辛"之误也。
② 金世元国医大师为本剧题词"梨园橘井香，杏林高歌传"。真切期盼本剧早日上演，切莫他年复他年。

得病虽殊各有因，良医辛①苦费精神。
慢将起死回生手，且做征歌逐舞身。
木叶草根成幻相，秘方灵笈尽阳春。
他年演出梨园队，举世应无不疗人。②

《药会图》道光二十一年抄本影印图录

余嘗留與醫道非一日矣憂與原任寶豐縣
邱公忍談及草木春秋乃謂其無益於人也
余不禁有感于藥性因即不揣其固陋擇
其緊要剗其錯誤編作戲文一本生旦單末
演成一段悲歡離合弄出許多談笑名士
見之固可噴飯俗人見之亦可消遣乃吾
之意不在此嘗考周禮醫師以十全為上拾
失一次之拾失二又次之燕以此求之于晚
近即十失二三之醫果分誰也誠令人目黻
嘆而知其脉理之未淌亦以其菜性之不

明若然則本草綱目其讀之便然而緊矣繁

則畏其难难則苦而不入其将謂故黃一道

茫乎不知其畔岸浩乎莫窺其津涯吾以惟

弗孝為得信如是也則聖人設醫葉以濟夭

死之謂何吾固妄出此書使人之有心於葉

性者直以戲本玩之既非苦其此难自然乐

于誦觀觀葉性亦即志其葉性觀戲塲亦即

忘其為戲塲則葉性不至有胃味之失服葉

专不至有蒙蔽之寃而吾之心已足矣然未

必尽如人意也彼好高专則懲芸有呼我為

迁专吾即應之以為迁誣我為狂专吾即應
之以為狂但求不愧吾心庶于醫道不無小
補专耳是則吾之志也夫

道光二十一年歲次辛丑新秋時抄於萃華齋

第一回 梔子鬥嘴　　第二回 陀僧戲妓

三回 妖蛇惑象　　四回 石斛降妖

五回 灵仙平寇　　六回 甘府投親

七回 紅娘賣菜　　八回 金釵道祸

九回 番鱉造反　　十回 甘草和國

附一 《药会图》道光二十一年抄本影印图录

甘引　名傳傳上方義立皇王品重當今醫士

光陰送盡兩鬢蒼　纘理功名四海揚菜叫

囊幾百姓　多少調処惟我強　白老汗姓甘

草山西汾州府、平和村人氏、不幸婦人早亡

所生一女、名叫菊花曾許于金石斛為婚年

方二八、尚未出閣思量起未好人愁悶人也、

唱有百草各方出名傳衣杬一個人顯奇能

萬病無憂。誰似我甘草味差調芧性也善會

鮮百毒克壮無猷就叫我温中去災則有益

但是我年高邁女大难留二賊热聘、傷日穀計這就是

甘草門首、待我叫他一声、裡邊有人么_{甘白}拖

子那裡、且上有爺、、昌看是何人搦

門、槌白、晓得、驚昌呀、你们是甚么人、賊白俺乃逐水

寨来的、要見你家爺、、槌白少待、賊白逐水寨有

人要見昔待我去看、你们到此何故、賊白我家

大王、闻听你家菊花小姐最有艷色、今送来

玉盆繡帳要聘你女兒成親曰（怒）胡说、唱你竟

敢攀石蠍横行無忌我定定要打碎你还要

水冷悩一悩蚕吃了你這草寇終免得腹腹

内疼寒也不畏（白）你们还不走開、賊白 夥計他

附一　《药会图》道光二十一年抄本影印图录

竟罵起來了、這便怎么樣、副賊咱回去見了大

王再作商議白、正賊罷了只是便宜他了、賊下甘草進门白好

惱好惱扮小旦扮菊花副旦上白、籬边花未放情蝶意何堪

欲識前胡性閙胸结嗽痰、菊白、爺之你与何人

吵嚷甘白女兒那燒逐水寒出了海藻大战甘

遂莞花四個水寇送來玉盆繡帳要娶我女

兒成親方總被我搶白而去了、菊呀、不好了、

唱奴本是貞節女去風明眼到如今有災难

誰傲雪霜、他好似茯苓皮治女腫脹还有些、

氣不順須用木香、白、爺之孫兒渾身汗出心

内烦噪甚、如此栀子去請黃醫生來與你療
病便了、木香將你姑娘扶在東籬好好伺候、
杏晓得昔噯想那海藻大戟甘遂莞花這些
賊冦原与我相反、已屬可惡又闻半夏栝蔞貝
毋白蘞白芨反烏頭諸參細辛芍药反藜蘆紛
紛相争、真來可畏人也、唱駭的我菊花兒神
昏氣短不住的渾身戰汗出如津、聞听說老
黃芪善治此症只得去奉請他調治兒身○白
我想那老黃芪補中益氣固有長專他就是
調理雜症亦皆有奇方○那一日在天門前麥

门后摇起兜铃忽然闪出两个妇人一个叫

知母头带一枝旋覆花脸擦着天花粉一个

叫贝母头带一枝款冬花脸擦着元明粉款

动金莲来求咳嗽奇方黄耆即左盼右顾只

见他头顶上俱是止咳嗽的奇苐立定桔梗

会成一方、便将他熟咳痰喘一並治去、真可

为国手无双也、唱你常牵一羚羊善清肝肺〇

带一挂金铃子治疝杀虫、饮一些胶泥水呕

吐难治〇吃一把莃莶草除湿去风上常山理

痰结瘟瘴並治又吃些山豆根並止咽疼〇白

栀子快去請黃醫生來、与你姑娘療病。茇曰爺

爺我姑娘有病你何不自己調治、曰、栀子听

我道來、唱、那香附理滯氣調經最要。側栢葉

理崩漏善治血傷熟地黃能補血且療虛損

生地黃能涼血更醫諸瘡赤芍茱破血積熟

毒亦解白芍茱生新血退熱尤良。琥珀兒安

心神鎮驚定魄胡黃連退煩輀並治兒疳有

柴胡並乾葛療肌解表有只实並枳壳氣降

胸宽曰這些茱材皆可以用但是我心中恍

您毫無定見你把黃醫生請來、我就有了主

附一 《药会图》道光二十一年抄本影印图录

93

意了　爺～不用請他小人也會調治、昌你

會怎樣調治、槐白　爺～听道、唱　用一個車前子

通他小便尋滑石清一清六肺暑乹生卷栢

理血滯通经也好割瞿麦瓷一治熱淋有血

地膚子用一些洗他瘙痒再用些當门麝打

胎甚捷　昌胡説、你快去請黄醫生來再説

我不去我不去叫木香去罢、昌悲、木香是一

女流、他如何去的、枝白我不去、昌怒、小高

生、唱你仰着那一幅蘇皮臉療足頑痺

爺小人是蘚皮臉、難道説爺～就是没皮臉

了、唱你也是地骨皮治我骨蒸。昌畜生、此話

從何說起枝白想當日黃醫生、與你、消癰腫、你

連金銀花也沒有今又要白礬他、消痰解毒、

誰不知道你是塊龍骨昌怎么叫成我龍骨、

枝白是個墙精昌日怒胡說你快去請他來、與你姑

娘看脉枝白若是着脉可以不用的呀、唱咱家

有大麥芽可以寬膓又有那小麥芽可以養

心咱还有浮麥兒方綻漂下摁然間不甚奇

立止汗津。昌你一派胡說我每日吃菜。那一

個醫生不得我老甘、你到那裡囑咐他、多揹

几位凉茶來（枝曰）都是挖是么昌听我道到來

昌捎元参治毒火清理咽隔稍丹参理崩漏

盆血通经稍苦参治疮疥肠风下血稍竹茹

清胃火呕吐不生稍竹叶疗伤热虚頍亦解

捎竹沥补阴虚痰火能消（枝曰）就是捎这些还

有呕無有昌稍泽泻降阴火通淋

利水稍丹皮除肝热破血有功稍硪硝通大

肠軟监润燥稍萹蓄清膀胱小便能通稍地

榆疗崩漏止血止痢稍瓜蒌润肺喘去把痰

攻（枝曰）我着你把人家茶厨都抬來罢还有甚

么稍呢〔末查上白〕爺〻、不好了、不知我姑娘見了甚

么人胡說乱道赤身露体撲下床來了〔旦白〕這

這〻該怎么爸爺爺、不用害怕、小人吃個大

力王管把姑娘抱上床〔旦〕唉忽說快取菜包

來待我攢菜枸杞天之精、熟地地之精肉桂

水之精川椒日之精白芍月之精柏子仁金

之精菝葜荣火之精白茯苓土之精菟絲子木

之精怀山菜萬年精這是十精之荣木查快

忙拿去將邪鎮住〔旦白末查〕曉得〔甘白〕田來這是硃砂

符一道叫你姑娘吞在腹內〔旦怒白〕杷子你还不

曾去么、就該吃打、　唱　你　就是八角虱也須貝

部用着你癩蝦蟆那怕疳瘰惹動了三焦火

定叫你去○你去若不去打碎你还要煎熬○　白　你还

不去么快去、這也就奇了、往日請醫你

还當成一件事兜○今日就是這個模樣着实

不堪○着实不堪了、　唱　雄黄兜治的我滿身腫

氣消結腫去毒氣去尋公英　白　俗説是瘡不

是瘡○先咯地丁湯　唱　蒲公英他就是黄花地

丁外科家治瘡疗須用陀僧　枝子白副净扮陀
甘后下僧上塲引

第二回

浪蕩弥陀僧熬膏治瘡疗。酒肉吃朋友相与

象醫生白吾乃紅炉寺弥陀僧是也寺内銀

老師因吾性毒不肯容留多蒙象醫用我熬

膏因此結為厚友每日間只以吃酒為事吗

我今日吃馿肉動了淫風吃狗肉狗肉温壮

陽益氣吃羊肉羊肉熱大蔘瘡痕吃猪肉養

脾胃生痰有忌吃牛肉補脾虚最能益人吃

鳖肉用鳖甲補陰退熱吃鷄肉用鷄朎磨積

最神白吾想平日各樣肉兒無此不吃今日

跟着黄醫生濃之水水吃了多少燜肉肉中
一碗驢肉叫我吃了、把我病疾又發潮風又
動〇而今只想吐痰、身上又竟腫脹、恐怕是黄
疽疾病不如且往苦蒂庵尋他一回便了唱
抖一抖大象胆、且免驚懼、不像那下乳汁王
本蜜行〇白來此已是、不免將門兒献上献慈上塲 且扮山
是何人叩门〔介南门〕个呀、原來是師付么、請到庵中〇白
僧白慈姑你可好么〔姑〕多蒙老師付承向了〇白枝子
哎呦、好個秃驢子、他往姑之庵中、做甚么待
我跟進他去〇听他一聆〔僧白〕慈姑拉老師跟我來、姑唱

咱兩個進蘭房暫解慾火○我還要吐蟾酥鬆

了麻痒○僧笑白、我今日吃驢腎動了風淫○姑白我不

吃驢肉○我要吃你那驢腎哩○僧唱忽聽說吃驢

腎立起瘘陽○僧白慈姑不信你摸上一摸○姑手摸

你這般毛虫兒○這等性硬倘若是破了血還

要害疼○僧白不怕的、唱我有那紅茜草與你止

血○我還有明沒菜也善止疼○姑白你這樣說來

我越發愛見了我且問你那一日都怎麼沒

這般堅硬○僧白我今日吃上壯菜了○姑你今日

吃的甚麼壯菜○僧白聽道○唱我吃的海狗腎母

附一 《藥會圖》道光二十一年抄本影印圖錄

101

丁香大有與陽又吃的石蓮肉金櫻子且固

腎精○姑白难道說吃這兩位葉就這樣么○僧白到

也还有我顏不的說了○你快忙脱子罷○僧唱露

出了黑仙茅壮陽益精还要你赤小豆解毒

蕊治我遺精○你來這裡調戲尼姑么○僧白咦你

消癥弄出了陰陽水暑熱有用速使你嫩蓮

枝子闖進白咤

你叫他這來做甚么○姑白我叫他來唱個神

曲兜閙乙胃氣○枝白我不信就叫他唱個神曲

兜我听听曲○僧唱波漓波羅摩河薩能治雀目夜

明砂清熱利水海金砂鎮心安神尋硃砂和

胃安胎有縮砂去風溫有蚕砂波漓波羅摩

河蕷○（枝曰）到也唱的好○唱的妙尼姑你也唱一

個我听○（枝曰）你只會陪著和尚睡

竟么、好惱、唱在我看你爺娘真來混賬送你

那姑姑庵站寺家鄉○（枝曰）俺也是佛家弟子○（枝曰）

善治頭風蔓荊子、吸出滯物蓖麻子、驅風除

濕蒼耳子善化脇瘼白芥子、消氣寬胸萊付

子斂毒止瀉五梧子澀腸固瀉有柯子、下氣

定喘有蘇子解散結毒还有皂角子兔甚

多○你說是個甚么子哦、有了○唱想必是你身

附一　《药会图》道光二十一年抄本影印图录

103

上有了瘡毒〇兜內常怀着个孩子〇婦难道
我就不是個人了〇（替白）你又说你是個人〇你是
個甚么人養胃進食有砂仁通經破血有桃
仁宣水润腸郁李仁〇（我看你道像個善治端
嗷那壳和尚肺裡杏仁〇（陀僧）（怒白）胡嘈嘈硫黄原是火
之精朴硝一見便相争水銀莫与砒霜見狼
毒最怕弥陀僧〇唱 誰不晓我平日禀性最毒〇
菜囊中訪一訪也有大名你就是真狼毒若
还犯我即時间管叫你一命〇（枝子）絕傾驚白巴豆性
烈最為上一見牽牛不順情，丁香莫与玉簪

玉金

104

见牙硝难和京三稜○唱连忙去到街前先禀

牙皂叫牙皂速通阅连这那风哲你休走川

乌草乌不顺犀人参最怕五灵脂官桂善能

调冷气若遇石脂便相欺姑唱我见那草乌兜

能解风痹生用了管叫你即刻蒙送○白弟子

们、将山门与我关上了^{枝白}关'不的我还要走

哩^{僧白}你且慢走我有个草菓与你吃了叫你

消々腮胀^{哲白}我也有个白菓给你吃了叫你

定々嗽喘^{枝白}你们哄我^{僧姑同上扯住}的^{僧姑灌苏唱}我今用生

川乌把你蒙住○送到你青嵩棵治你骨蒸

将柳子捎
下姑问僧白

咱今日把人害了却怎公处

僧白 你说怎

么处、有了、还要你头顶留下头髮鬓角揷上

蒙花脸上擦着轻粉脑带着米壳花丁香貫

耳边胭脂把嘴搽身边穿昆布、手拿着桃把、

开怀露乳香人见必胡麻相与千金子他有

金屑银屑与咱、倘或遇着官桂百生法兇救

咱那時吃齋也罢不吃齋也罢情愿跟当归

智 你说的甚么話淉陰止血

再不想寺出家

用頭髮退翳明目要蒙花楊梅腫毒使轻粉

濇腸止瀉米壳花丁香快脾胃胭脂塗痘家

106

消瘰癧是昆布治瘰逆枇杷止疼痛乳香補

虚損葫麻得了破積于金偖有心俭金銀鎮

壓破血殺虫干漆嗽嘔堪入半夏偖用熱性

官桂冷氣不能奈咱為甚么吃齋也罷不吃

齋也罷養榮血惟有當歸怎愿應乐戶人家

怎愿應乐戶人家 僧白 何嘗是乐戶人家何嘗

是乐戶人家不过是應一個接骨黑老婆罷

哲黑老婆是甚么 僧白 名兒叫土鱉哲駡那有出

家人應鱉 僧白 出家人还了俗不当歸鱉会做

甚么事哲 你当鱉罷我不愿去 僧白 你不愿去

么〇不好了〇有人來了〇僧曰我劝你跟着我留下

頭髮除瘟癧逐鬼邪去應天灵姑天灵是個

甚么〇僧曰你只管來罷底下還有個字哩姑还

有个甚么家字〇僧曰你常问的甚么跟我來告

訴你說是個蓋字〇二人同下

第三回　妖蛇惑象

枙子
醒古好蹊蹺乀乀乀緑何在萬棵裡睡覺明明的

和尚戲妮姑我在中间胡闹忽然就到這裡〇

令人不料這件事我且莫管去請醫生

最妙〇我只得捨上這五加皮臉強筋健步走

上壹遍我想那黄醫生住在温家庄他那庄

上許多温性也。唱 有一个草澄茄入腎除冷。

有一个高良姜暖胃止痛有一个覆盆子固

精暖腎有烏茱理腹疼順氣調中有故紙益

腎火暖腰止瀉吳茱萸暖肝腎疼痛有功白

就是他温性的奴婢亦且不少呵、唱 有一个

叫麝香能开心竅有一个小茴香理疝暖宮。

还有个青木香亦能散氣白檀香定霍乱並

治心疼。白 我若到他门首假粧偶感風寒尋

些生姜癸散干姜暖中他就是没茱兜治我

损伤我不过拾一幅陈皮脸只当闹之脾胃○

呀我又想起来了他那裡有一个麻黄最是

不好的他会行病治病治出人家汗来又使

根兜止住人家汗眼他有偏好治人家凤嗽○

倘或听我咳嗽一声他必加上五味子赶出

天门冬一齐治我罢罢○唱粒头疼假咳嗽还

要细辛我欲将补命门肉桂可行我昨日在补

川椒樹根沙过要止痒散寒气暂且停住补

精血益肾宫菠蓉最要核桃肉补命门散寒○

济精用一个續断兜那怕崩漏生精血补漏

崩还有鹿茸韭子兜能助陽且治白濁虎骨

兜壮精骨能去毒鳳白我今在此胡椒一回〇

去了多少冷病若是秦椒必将风疼俱去但〇

是虫疼又發呵〇唱且在此楝根下歇之再行〇

小豆粉白生來本嶺實不差癩瘋癧疹來尋咱若〔花蛇上引〕

向奴家名合姓群蛇隊裡称白花稍蛇上引學來〔豆粉烏 稍蛇上引〕

武藝最為高瘡痒不仁皆能療若词奴家名〇

合姓群蛇數中叫烏稍向唱〇〔二旦相見〕妹之、今日出門〇

有何事幹唱〔白花〕我吃了牽牛子遂水損妊到如〇

今尋艾葉止漏安胎〔烏稍白〕妹之呀、妊婦忌用的〇

附一 《药会图》道光二十一年抄本影印图录

東西你就忘記了么班毛水蛭及虻虫、烏頭
附子配天雄只寔水銀並巴豆、牛膝梹榔与
蜈蚣、三棱芫花帶赭射大戟蟬退黃雌雄芽
皂芒硝牡丹桂槐花牵牛皂角同半夏南星
与通草瞿麥干姜桃仁通硇砒幹漆蠎瓜甲
羗尤大黃俱失中這都是妊婦忌用的東西。
妹々何不留心（白花）姐々到此有何事故唱有
一個逐那鳳放了赤箭我要去尋白芨速治
陰瘡（越对烏稍白）好妖孽好妖孽古石灰能止血
拌着韭根搗千杵抹到傷口手緊搓治金瘡。

效甚捷你尋我枝子有何△有何△好妖

精好妖精安胎兹然艾葉好加上阿膠始見

灵止漏補虛羸你要我枝子終何用△我省

你這個婦人好有一比。唱像一個白豆蔻好

治反胃我省你這黑之婦人眼珠上有一

個圈兒也有一比。唱像一個紅豆蔻會治吐

酸我想你水牡蠣治我遺精你是了

兔絲子也治遺精我想你巴豆兒前稜

破水他若是有血積前你歸尾你頭

上白尤兜真正好着必定是能健脾燥湿消

痿又揿你這兩個酸貨鬼呀（唱）都像是釀米醋

補益消腫（白）你這個孩子往那裡去（白）

主人叫我去請黃醫生的（白）黃醫生在我家

裡哩（白）你哄我哩蛰我說的是實話你跟我

來罷（枝白）当真么我就跟你去，不管是不是我

且跟他去搔搔皮蛰白罷呀，蛰你來罷（枝白）你家

还有甚么人（蛰白）就是俺二人（唱）听此話喜的

我渾身發軟綿子仁治瘫軟也兒尋常到那

裡陽起石尖陽玩耍我还要人乳兔漸補賢

元那怕他癆嗽病血痿發動去癆救止血痿

还要紫苑枝子跟我乘川山甲遍消 <small>枝子跟蕊叫 行白蛇唱白</small>

癰腫理痔漏透毒排膿女好是益母草女科

最要胎前后正用你去療生新烏藉我今日送 <small>疾</small>

到你紫河車內補虛損治痰培養根本你好

是無名異金瘡最要止疼痛療傷損生肌有

準皂到了你早在石岸下歇之待我先進去 <small>白兔</small>

看看有人無人你休要走了若是無人俺再

來叫你他兩個都鑽進去了想必先把床

褥鋪就然後再來請我妙呀唱這總是姻緣

巧天然配就當一个探花即双鳳齊鳴我進

附一 《药会图》道光二十一年抄本影印图录

115

去要石韋通他小便。他还要用蛤蚧治我遺
精。（白）却怎么這个時候还不出來想是裡边
有人了。我就再藏他一藏這是有绿千里來
相会無绿對面不相逢。（楼下）

第四回　石斛降妖

（小生扮石斛上塲引）初步青雲志氣雄○胸藏韜畧耀天中都
驚定志補虛歉煩熱並除贊化工（白）小生金
石斛是也。我昨日在郊外尋那史君子要治
小兒痴疾只見那洞出了一道黑氣我用赤
箭射了他一箭他竟把我赤箭拐去我今日

精滑滷瀡又想尋那赤石脂少不的帶去鬼
箭再尋燕蒺把這那鳳惡虫一並治去呀、还
有一件宝貝。名叫預知子遇毒作声善于殺
虫。我何不帶去呵唱預知子裰領中遇毒作
声這宝貝善殺虫萬載留名还有那鶴虱兜
諸虫皆避雷丸兜除積熱也会殺虫○斛望見白
石岸下有甚么妖那待我一箭射死枝子我不
是妖那我是人白○你是人來這裡做甚么○枝子
這是我家親戚。斛白你越発胡说起來了這裡
並無人住那有你的親戚。说了這話便罢若

附一 《药会图》道光二十一年抄本影印图录

不説宴話吃我一刀。我在此不敢説有

我在此料者無妨罢了。我实对你説了罢。

我原在棟根歇了片時遇見了兩個婦人他

説黃醫生在他家裡叫我跟他到此醫他还

説甚么來那個白朮婦人唱他説是吃牽

牛逐水損妊又説是尋艾葉止漏安胎

穿里的婦人唱他又説邪鳳放了赤箭又

説是尋白芨治他金瘡唱聽他説那婦人中

了赤箭好像是腹勾藤治我瘿瘕那胡芦治

的我中蒲鼓脹恨不能使連翹治他腫疼白

你当那两个妇人是甚么人。那是两个妖那。

昨日把我赤箭拐去。今日正要寻他他又把

你哄在這裡。他要吃你哩（跪白）相公俠忙救命（枝子相 鸟蛇出着急 叫白蛇白 妹妹）

罢斛起来、有我在此料者無妨。（妹妹）

我的冤家又来了咱两夥利把他当飯吃了

罢（怒 石斛猛預知子跎作起声来真果有了妖邪

了。唱好妖邪那裡去还我赤箭再用我鬼箭

兇殺這妖虫（唱鸟蛇）我昨日不防你中了赤箭你

今日為甚么又来嚇人化谷食消毒氣还要

大蒜用石羔清胃火治你牙疼（斛唱）好妖孽且

慢說你是兩个你就是栢子兒補心定悸若

是我消結痞平肝破滯定然是拿利刃揭你

青皮加烏頭去厥冷凤湿並治用白薇治的

你人事不知（蚤）說這話若的我鼻汗流涕有

辛夷治的我香臭不聞且把你当葛花安排

醒酒那怕你是水蛭打胎破瘀（二蛇暗說白）妹々我仔

細着他好像那金石斛一身棍氣最是不善

休吃了他人之虧々不信你問他一問（白蛇問）

你是何人（石臼）我是縣孝中一个武秀才有名

的㾓生金石斛是也（白蚤）着你没有一点儒氣

120

必是不通石你那见的我不是通宗師考我

時候他有膀胱大是小便不通我那時有通

草両篇把我進了怎見我不通白𪓵通便通是

別人做的石冷他両个一身牛氣也笑話起我
笑白

來了白鳥蛇你看他果然是金石斛這便怎么處
𪓵白

姐姐放心妹妹有麒蝎原是麒麟仙血○

管叫他变作麒麟撲向前去嚇也將他嚇死

了白𪓵這等説姐々也有蜈蚣全蝎一齊將他

放出定治他口禁臍風白𪓵妙呪果顯神通便
二蛇作法其余舞先上蜈蚣

了○後跟一齊起赶枝子白相公不好了快逃命罢○白二蛇
你

看他两个逃命而去○你我遂後赶去○白 枝子相公、

這、該怎么処白 我想此種異獸世間那有○白 使符打麒麟枝子白

必是妖術作怪待我使硃砂符將他鎮住○枝子白

嚇~這個異獸現出本像來了紅~的好像

一塊紅花膏 吾 待我省來原這是其舞蝎去

和血大有可用快忙收了○哭白 笑呀、笑呀、小生白 这

是怎么 枝子 那金頭蜈蚣暗~咬了我一口○那

全蝎又螫了我一刺 吾 快用白礬擦~疼痛

便止 二蛇持刀赶上白 这乡生那裡走白 白蛇 你好像牛黄

兜治我驚癎又像是天竹黄治我驚風有磁

122

石那怕你是个锈汗白花蛇咬一口送你墓

中○唱乌褙你好像皂礬兜治泵黄疸又像邪木鳖

子治泵瘡癰有三稜那怕你腹積堅硬我乌引

稍使之凤吸你肚中○吕你两个竟是两个虫

精了○唱取鬼箭先治你腰腿疼痛再放這鹤

虱兜殺這邪虫定驚瘤去邪凤还要蝉退定

叶你凤痺去求泵寄生○蛇白鸟蛇呼白妹妹不好了我

這渾身發癢了○唱鹤虱兜咬的泵着实心慌

嚣我身上好像是也有鹤虱咱两个急忙忙

且回洞中○斛白你着他两个都鑽進洞中去了○

解唱赶進去就有那風濕疥癩㿏定要起瘺陽

尋他蛇床〔枝曰〕且慢進去怕他有那毒害你〔曰〕

任憑他有甚么那毒我全不怕他不如赤

先到洞口着他一看噯呀這裡邊花花的是〔枝曰〕

甚么東西速拿一根棍來挑出一看原〔出介用棍桃〕

來是一條長虫皮〔曰〕這一名叫蛇退善除目

醫也治驚癇這妖畜定然退皮而去想是怕

了赤了他在不敢出來了赤到石岸上留下

詩句作為名記〔白曰〕可恨癡迷好色流妖魔來

隴笑容投百般艷熊春情露吸盡骨髓命已

休又说妖魔变化幻无真窥透机关有几人正
气但能高百丈群蛇避迹渐沉沦
诗相公亦今日幸而遇着你来若不着你亦
就白白叫他害了多谢相公了请问相公方
总你说是金石斛莫扎就是相公么吾正是
你是何人 小人是甘府的奴仆名叫枝子
吾到此何故 姑爷听道唱逐水寨出了那
四大水寇要聘亦甘姑娘押寨成亲骇的他
父女们成了大病终叫亦温家庄去请医生
吾闻听此话不由的心头大起亦定要寻牛脑

治他头风。（白）承想温散府有一威灵仙是承的厚友他的神通极大咱就速速请他先平贼寇然后再请医生不可疑迟快来、二人同下

第五回　灵仙平寇

上场引驱风壮骨千年健益肾添精巴戟天若要宣风气得顺必须问承威灵仙白想承在蕊石从师孝薁孝会驱风放火人称承威灵仙只是凡心未退、不愿从师下的山来身有微盖、不知如何是好也唱那杜仲理腰疼强

筋壮骨鹿角膠起痿阳益火有功川牛膝壮

下部通淋亦可○且吃个肉菓兒止瀉熱中再

吃些怀山苿補脾有益○坐到那沉香木降逆

暖宮○白 梹榔豙今日少安 你于我消脹逐水、柳白

把寸白虫殺了、再請你二位奶〻出來、丑扮梹榔

奶〻老爺有請 正旦扮紫石英上塲引

療鷘悸並怔忡世人有害崩中疾正該請亦

紫石英○白吾乃紫石英是也小旦扮刘寄奴上塲引

藝还属豙散血療傷敗毒火世人有害金瘡

苦正該請亦刘寄奴○白吾乃刘寄奴是也○白灵仙

夫人請坐、二旦 老爺嗔奴有何話說○白灵仙吾今寒

那犯胃、嘔吐、作痛心中有些霍乱腹中又兼

泻泄、這該怎么处○白葵老爺今日之病、必得散

寒止疼健脾除風之菜、總好、唱你吃些紫蘇

葉散寒下氣○你吃些香薷免去之暑風、你吃

些川厚朴理疼消脹○你吃些白藊豆益氣和

中○寄奴 还要渗湿和胃止泻定乱之菜總好、唱

你吃些烏梅肉治之暑泻○你吃些霍香葉定

乱止疼你吃些黑炮姜逐水益脾你吃些白

茯苓利水調中○白夔呀、秊身上也嫌勞冷想是

偶感風寒秊又不肯使不買菜、這該怎么樣○

有了、唱哈一碗蔥薑水散之風寒再吃些蘿

葡兜去之脹脹 白寄奴太太呀乘看你善財難捨、

也算是一个鱉甲頭 白若不卡你你在不肯吐

出 白石斛你瞎説上唱急忙忙來到了威府門首我

不免上前去问他一声 白誰在 出白檳榔是那个原

來是金相公么、吾正是你爺爺都在家否 白檳榔

乘爺之正在朝宫与二位奶之叙話哩 白音快

忙傳稟就説乘到 白檳榔火站爺之外邊有金相

公要見 白灵仙夫人、金相公是乘的厚友你们不

必問避請他進來 白檳榔正是 出白有請相公 斛白枝

子你且少待待乘進去大哥在上、小弟有礼

二位嫂八弟有禮 白 还礼了 白 灵仙請坐乘省尭

弟面色慘惶訝為何來 斛白 大哥听道 唱 逐水

寨出了那四大不效○要聘乘甘小姐押寨成

親弟特來求大哥去削此很剔了他乌賊骨

好治帶崩閏 灵仙 忽听說造构杞陰與陽起乘今

日用管仲杀這些业间有乘他頭疼想要白

芷定是勺独活宪治這邪風拿着乘伏就肝

治他吐血傷折了骨髓補乘終能行乘还要

壮腿腰剥他狗眷再使那刺蒺藜治他眼睛

白這一回急的渾身是汗。到竟爽快許多即
隨疾弟前去可也桑老爺且慢呀。唱闻听你
奠汁要治他喉嚨你久伤風寒还要防風
黍有那楝人參浦郎元和立有那明正竹也
茯子你且安神白　　老爺暫且息怒呀。唱天生
当人參再請邪何當　　补腎还有那白
得性苦平消瘰宣氣你今日伤濕熱也要防
巴黍有那川草薢能去濕風黍有那朋龟膠
也補腎陰黍还有猪苓片滲濕利水酸棗仁
叫你睡且宜養心白灵仙夫人休要劝黍去心巳

附一　《药会图》道光二十一年抄本影印图录

定〇老爺既然去心已定奴家也要前去与

老爺助上一陣奴總放心〇

一声利便的火麻能仁〇

壯陽的千里海馬速取那玄精石救陰前行〇

仙當金矣弟請來前行〇昌还是大哥前行〇

此请了〇枝子你承随後跟上看他如何

動静〇生來性烈力又猛破水消

積立大功王道不行尚伯術石枣神祐称毫

雄〇吾乃海藻是也〇吾乃大戟是也〇吾乃芫

花是也〇吾乃甘遂是也眾矣弟從前差

《药会图》抄本校注

人与甘草送去聘礼、要取他女兒成親、竟被

搶白而回、這該怎么处　白

事、就該準備花轎多帶人役、將他女兒搶進

寨來、他既不從親　大哥答

寨來、他待奈何与咱　蕡　此計最妙、就此前行、

發來、要攻水寨　白　藻怒　好野畜、他有多大本領、竟

敢攻我水寨、中將听令、姜黄泰芘听令、有將

那女將拿來、我好与他成親應得令　藻唱　衆矣

弟、咱今日好像有腸凤赤带、戟唱　大哥定要去

剥取他椿根白皮。姜唱　得一令叫你亲先

賊使跪
吉

大王不好了、威灵仙領着二个女將、尽力

齐下姜秦上

附一　《药会图》道光二十一年抄本影印图录

133

打头陣〇秦唱他那裡威灵仙也会横行〇姜唱好像

是羗活兜叫我出汗〇秦唱又像是紫草茸发我

痘疹〇姜唱我只怕破了血三七总止〇秦唱咱只怕

气不固尿尿直流〇灵仙迎来者何人敢犯灵仙

边界〇萹白老爷性情最烈消腫又破血你若心

膓疼下气尋老爷姜黄是也唱你若有

珍珠兜免受驚痌省的亦尋川芎治你頭疼〇

白這芽冠〇唱去寒積理腹疼拿你草冠治

血崩止吐蚵掘你芽根〇仙问你是何人秦白听道、

爷々善驅風逐水有奇能你若骨節疼光问

秦爺名、老爺秦芄是也、唱我定要用姜蚤治
你驚癎嚇的你黄疸了还用茵蔯唱好狗林、灵仙
治噎食定然要馭你狗宝攤膏茱亦还要揭灵仙
你狗皮唱二人相戰姜黄我今日寧心肺与你百合唱灵仙
用木瓜治的你霍乱轉筋唱秦芄我今日止吐血战罢二面江塲上姜黄唱
与你藕節唱灵仙用馬靳打的你破血通径
只說柔姜黄兇性情猛烈誰知承到這边竟
不能行火不得再下氣去尋玉金唱秦芄赤秦芄
荣翁血風熱能解誰知那威灵仙竟是敵家
火不得止驚癎去尋天麻上塲引灵仙仅兵海棠耳听好消

息眼见报捷旗 (姜秦白) 大王在上、二将交令 (海白)

勝敗何如 (六白) 大敗而回 (海怒) 咲、那土木草人殺

他不过快、请你衆大王來、(白) 将白有请衆大王 (上白) 更大王

将為弟質來、有何話说 (海白) 二将出馬、敗回营

來、須得你亲出馬、唱去割他灵仙皮壮陽蓝

腎还叫他生療瘌求亲海藻 (唱) 大戟等同大哥、再

割他大腸皮叫咱利水就用他消腫脹脹也非

徒劳、(海唱) 既然這樣、你亲骑馬前去 (唱) 鬍下灵仙同忽

听说那水冦也敢出馬亲就到高阜处望、(夫人上塲唱) 忽

贼形 (白) 夫人隨亲來 (灵仙夫人高望四贼 过灵仙唱) 哈久、亲着他

136

一个、贼手贼脚也竟敢除湿热显他茅根○他就是破積水雄猛有力也定要治的他烈性难存○白夫人听令二夫應白有、灵仙望石你一面焚起蒼术香奴白与寄你一面架起藕木火、白夫得令、石英放火白蒼术浸米泔専能治目盲、捉來先燥脾除湿却為荣、唱杰再用安息香、避恶除邪寄奴放苏木性惟烈専治人扑跌、轻则通其經、重则破其血、唱杰再用夏枯草散血消癥白水蔻好烟好烟好烧好烧、唱這邪有寒水石塗杰烧瘡倒叫咱無处躲同赴九泉○白冠死灵仙矣弟、你着這些

附一 《药会图》道光二十一年抄本影印图录

137

贼冠、尽皆烧死这正是画水鱼风空作浪石斛白

绣花有色不闻香 白灵仙 贤弟、你速到甘府成你

的婚姻大事、我便辞别而去 文作揖介 石斛白 小弟感恩

不尽异日登门拜谢送大哥 白灵仙 贤弟请回、斛白

枝子那里 支疏 上白好战好战骇的我浑身是汗好

藏々々嚇的几乎脱膓、前日承姑爷说灵仙

神通极大果然不错、但是柬心里有些惊慌

底下又见精滑这该怎么咎有了、唱柬想那

嫩桂枝有汁须用再用些好 金莳镇邪压惊

寻镇阳固精髓养箭润燥还用那犀牛角解

熟鎮心。白石惹

枝子那裡去了、枝白有く、姑爺待説

甚么呢、你看賊題已平、這請醫生的事、你到

忘記了么、快來速去、去白小人知道召白枝子去

請醫生、不免承到甘府、投親便了、唱尝將那

四大魁尽己平滅必会之甘小姐承纔放心下

第六回甘府投親

塲引人逢吉事精神爽闷來愁膓眈睡濃。白老

汗甘草是也、承女兜身得重病、前者叫枝子、唱

去請醫生、如今尚未回來、好不煩燥人也、唱

且吃些甘蔗兜解之煩渴再吃些良柴胡暫

139

退艇癥建蓮子清心火醒脾須用吃几杯甘

松酒解瘀和中〇解上場白來此已是甘府門首豕不

兔上前問他一問裡邊有人么甘白這就好了、快

木香你看外邊有人叫門想是枝子來了、

去開門香白開門曉得個呀、你是何人么甘白往裡傳稟、

就說金石斛前來投親香白少待進介稟爺三門

外有金石斛前來投親甘白請他進來白有請

姑爺石進介白岳父在上、小婿拜見甘白請起坐了

叙話石白岳父身边可好么甘白罷了、矣婿一向

作何事業不期而來必有緣故石白容稟、唱悉

那日在路傍遇見枝子被妖魔纏住他難以
脱身乖用了鶴鼠寶将他救出方纔説温家
庄去請醫生他又説逐水寨出了賊怒要聘
他甘姑娘押寨成親听這事不曲的心中發
怒速搬了威灵仙總把鼈平他自那温家請〔庄〕
醫前去今到宝庄上卜吉完婚既是這〔甘白〕
様請到書房歓住几日待小女病体全愈然
後成就夫婦大礼召尽在岳父甘旻婚請了、
二人同下〔木香笑唱〕好呃他要娶女貞子急補腎水亦就到
東篱下速狠佳音〔白 跪倒〕请姑娘〔菊花上 場唱〕嗳害的奴

141

肝氣動那有佛手好像是牛皮癬木槿湊行○

攪有那好燕菜善補元氣奴也是懶食他痘

不參生○白請出姑娘有何話説

丞姑爺前來投親他在那裡現在書房、

菊白当真么那个呌你不成、好哇、唱金相

公他來到清心定志喜的奴心花放目也不

昏真果是落荷葉能清頭目又升麻能提氣

生則散風○白木香快取綾花鏡來、

整一整青絲髮能止血漏盤戒了水磨風

瓢桂香有官粉理虫疾佳人餙面餙就的

月貌仙女臨凡穿一件牛綠豆衣骹清爽火

帶一朵金銀花腫毒何妨叫木香快醒脾請

你姑爺叫他到金線樓叙ミ裏腸腸。杏曉得、

本昏暮時目不明無人看見会一会金相公

總是光明他若是急性子即速來到攻去了

癥瘕病心腹總寬。

是你爺二知晓我就有丹皮臉公。

那晓根深不怕風摇樹正何愁月影斜你來

罷到了、待爺進去稟与姑娘個、

來了。快忙請來、白請姑爺個、

生拜見、杏爾姑娘也有一壎、

木香与你姑

附一 《药会图》道光二十一年抄本影印图录

爷看坐、_{石白}有坐、請问小姐貴恙可曾金愈否、_全

_{菊哭白}病巴[已]全愈只是那逐小寨出了賊冦送來

玉盆金帳要娶奴家成親相公快与奴家作

主罢、舀[吾]小姐不必多慮赤搬來威灵仙巳將

四冦平滅方來甘府投親、_{菊白}這等說來有劳

相公了草上傷 _{且将木賊}赤乃木賊便是想当日赤在巅頂

上、見了丙[两]个瞳人常在晶池玩酒竟被那瞎

眼妖邪駕去雲醫翳將他蒙住是赤心中不

悦暗将他雲翳盗去终把那瞳人救出人便

号赤为木賊這也不題只見那甘草老兜他

有菊花小姐、去凤明目、甚是可爱、今晚跳進

他府睹与小姐配合偷盗些障薮等物、夺目

争光岂不甚美、來此已是待我越墙而过墙介〔木贼遇〕

呀天色昏暗、两眼看之不清、也不知来至甚

么地方待赤用夜明砂将眼一耀便知分晓、

好哇、这正是東篱绣阁都怎么这般時候、灯

尚未息赤就听他一听便了、（白）〔听介甘草〕女儿身染

重病教赤聽也难安生就的傲霜枝業鲜花、

岂可耽残不辞夜半劳瘁、就到東篱去看呀、

那绣楼外隐乙的是甚么東西莫非是贼么、

唉、你是何人在此、偷下 小、小、小婿金石
斛在此甘白秃问的是贼那个问你你着那贼
想必是来盗汗快取霜桑叶将他拿住不好
了、越墙去了、昏岳父不必惊怕小婿在此料
看无妨怒白你你不在书房、到此何故白
前来拿贼白唉、你甚么是来拿贼俟秃看来、
你就是个贼首、好恼、、、唱你就是鸿肺的
桑白皮全无血色止血的棕榈皮面有干屑○
木香快请你爺、、、秃姑娘有请甘白
秃正要见他白进奴材过来你做的这样好事、

146

劝唱　爷又、亲姑爹他也是目明俊秀、终与亲姑

娘结就良缘就等候九月重阳玉蕊开放那

時節風擺去也要蜜甜撚不如白嚴他趣早

成就防備那惩火動腫毒來繩。白　爺又再思

再想白（甘笑）哈又。快請你姑爹（甘白）好說（石俪首道）

終冒言多有得罷　晉好說（個甘艸白）老夫首來當此

夜半時候眼目昏暗你天婦正宜配合木香（虎婚老夫方）

撒闹拜毡請你姑娘就绊華堂（木白）請姑娘姑

爹一拜華堂（甘白 绊堂介）木香掌灯來送老夫回去

以待明辰再為撰宴宴（木白）曉得（出门介白）将门闵

（木送甘草出门介白）

附一　《药会图》道光二十一年抄本影印图录

147

上 木闌门二人同下石白 赤好悔氣呀、劝唱相公、奴非是零～草

清香可愛也要你三春柳快毒鬆肌你若想

配青香还須三奈為甚么怒不息錯誤佳期

丞好咳、唱 赤好像痘疹家犯了紫汁可喜你

嫩紫草和血有功又喜你桃花面破水消積

且喜你青亮眼養血補脾天娥眉引的赤痨

阳荽起我就用就脑香入竅通瘀 二人摟抱下場

第七回 紅娘賣藥

丑扮紅娘 上場引 当家終日在外他人常來討債拿他儿

樣菜村且往醫家去賣摸上几百铜钱買～些

鷄魚肉菜大料無甚妨碍無甚妨碍○台吾乃

紅娘子是也、只因赤家主人、終日在外抱菜、

家下冬有一文銅錢他也不知赤只得拿他

儿樣菜林送到黄医生那边换他儿百古銅

好买些美味便了、唱 买儿ケ鮮鯽魚暖了

錢买儿隻肥白鷄補々肾羸取一壺粳米

胃氣○

酒調經和胃称○一月武夷茶明目清心买儿

ケ山查菓消我積闷喂儿ケ冬瓜子益脾和

中○他就是回家问要吃何飯就説是淡豆豉

解熱散风○ 红娘下 嗳我到受了多少惊嚇还不

知黄医生在家没有、亦且在此等一个人來、

问他一问呀、那边來了一娘子、亦有心问他

一声、又恐是妖蛇出现等他來到我先诈他

一诈上白（红娘）我想这些菜材俱不要紧还不知他

要喨不要罢呀、唱 那黄芪逐卢邪若不留下〇

亦定要破氣血 奠他蒜术（支子）迎住唱唉、前面來者莫

非是个妖怪么、（娘子怒白）你这个孩子好无道理、

竟骂起老娘來了、你若骂我我兜現害脱肛

唱亦叫人拿衬刀切你鳖頭叫亦兜呀细了

好塗脱肛〇（支白）做生意的人要和颜悦色你看

你像个甚么光景娘子老娘的样子不好、你快

快与赤爬诵罢老娘还要去卖菜去哩 校白 你

都是甚么菜我止要买菜哩 媳白 你又不是个

医生、要甚菜做甚么 吾白 我要吃哩、娘白 看你也了

模样像个吃菜的、不像 吾白 怎么不像没听人

说、穷汗吃富汗还钱 娘白 你既没钱伱不吃那

不使钱的菜呢听赤道柬、唱吃一些人中黄

善解熱毒伱吃些人中白再治牙疼还有那

白丁香能破毒结还有那两头尖也去头风

还有那小童便淋阴降火还有那五灵脂调

血止疼还有那望月砂，退翳明目还有那暴中蛆肠绪能通，这等说来、你竟是叫我吃屎喝尿的么、（娘白）你不吃屎喝尿那里有菜给你白吃、（丑）尿是有一点小紧病、（娘白）有甚么紧病、（丑）尿不好说、（娘白）唱想是你小便血要吃小蓟想是你害痨疬还要土参想是你大便血要吃槐角想是你咳了血要吃沙参你若是胞肿我有橘核你若是大头瘟我有蓝根、（丑）不是て、（娘唱）你若是害肾虚还吃狗肾、（丑）你越发骂起我来了、（红白）

承是说得正经話呀、唱你若是吃狗腎壮陽補嬴 赤不吃狗腎你吃罷我是要吃菜的、我也不吃卖的邓菜、皆你為甚么不吃、喜你听、唱你卖得不过是泽藁葉通経破滞不过是炒蒲黄止血止崩不过是浮萍草治你瘙痒。不过是紫螺蛸治你漏精。白我是要吃你身上带的那菜哩 红白 老娘身带的菜到也許多、只要你有錢 整白 你就把身上带的菜説来我听、红唱 頸帯着紅花兒通経和血。臉擦着海石粉墜痰壓驚鬓揷着紫梢花哭陽、益腎耳

三十五

153

掛着石榴墜澁鴻固精身帶着紫降乭破血

降逆、腰繫繫着青黛兔肝火蔛決清查這等

說来你一身好有一姚（红白比作甚么）香我看

你頭髮似烏鴉簪上紅花臉上擦海粉鬢边

捙紫花紫降乭身边掛石榴隆耳上壓腰内

繫青黛到也不差到也不差、（唱）你好像牡牛

犢也会說話頭頂上反長着兩股水角。（鴛远 红白红怒）

是怎說者身材道也罷了就是有些脚大

好賊燒灰的竟説老娘脚大你没听人家説

脚大福也大陳谷爛兰麻（喜子）嗩胡説那陳谷碾

154

成米善会止鴻○邪芝麻做出油也骷润膓○白

你说你这大脚待做甚么你说上場引

善驱頒燥忽听街上吵闹手拿一根拐杖出老生扮白冬瓜 生來

去瞧上一瞧老汗白冬瓜是也忽听街前吵

闹待汞出去看上一看你觉叹呀你二人都是介白

幹甚么事的舊我要去請黄醫生他攔往不

依我去紅赤要往黄医生那边送茶去他攔

住路罵我白舊他罵你甚么來紅白他罵赤脚大

白冬瓜就是这么他说你脚大你就該縄的小着

白冬瓜紅手指怪不的人家你老冬瓜赤着道儗

一些冬瓜白 三关头

个老南瓜唱冬瓜胡説、你若是遇冬瓜解渴利便。

你若是遇南瓜瘆你瘡根道不用猴頭軟你

足骨裏小些叫他当醒脾黄瓜冬瓜你越瘆老

混賬了我並非有了瘡瘊孩兒茶何必献功、

若是害温熱紅腫線用你白頭白老翁、白

唑你是个大杠子專塗疥癩並非那白附

引骸去遊風論起来你兩个各自滾開分黎

去止嗽痰免受熱蓬再不必到此地多口唝

碎反惹的消谷食痘参苓生○我今日真乃

悔氣菜材也没賣成到被他二人放了多少

狗屁、到不如我回去罢、唱行乳汁去毒氣且

漏芦等着我海南于逐水还院他先去玉簪

花取了牙齿我还要除虚揭的龟板 红娘下枝子与 冬瓜作撰白

借同老人家那黄医生在那裡白 那黄医生 冬瓜

我的老隣居与朋友何首乌同去治瘡去了

吉白你怎知道他会治瘡來白 冬瓜 他作了一篇外

科賦甚么名公我岂不能記亦骷髅記一二

待我念來你听 賦 堂無陰疽亦有陽瘡腫痰

由于外感輕座関子内傷防喜女红活高腫

可畏专氣血虚延先時解散兮十全八九臨 三七

157

時匜処兮反費張皇，腫硬時艾葉炙則為要。

潰破後雖是異最然，良僅消陰疽以失悋去。

腐肉以㝹丹又不見，十全補氣血而有益不

如日長肌肉而非常，你聽此賦豈不是治瘡

的名手么○（支白）如今他往那裡去了、（冬瓜白）今早他

二人說々笑々同行而去，不知他往那裡去

了，（枝白）照這等說來，我也尋他不見，到不如速去

速回去，（白）（冬瓜）你且慢去、我對你說他还六个兒、

都是名公呀、（唱）有一个叫黄連善清心火、有

一个叫黄芩㵲胛有功、有一个叫黄精大有

158

補益、有一个叫黃香撥毒消腫、有一个叫黃
蠍磨疳破積、有一个叫黃柏補鴻腎宮。（白）你
何不請他一个、同你前去。（白）老翁那曉未禀
我爺之命、焉敢冒請、待我回去見了、我家
爺之再作商議。（白介）既然如此老汗失陪了。（冬公白）
罷了、我且回去呵、（唱）急的我腦頂疼疼進棄
本好像那鑽地風健步难行用竹節吃虎脛
兩腿加力跑的我兩腿酸去尋海桐我回去
尋木香快之隔氣我还要孤茄根洗我腳疼
白好了、來到了（唱）我進了麥門冬止嗽解煩。

且坐在青蒙石定～瘓喘吉曖這奴才他也

再不來了、猛然哦、那不是枝子么

苁甚是特與、小人尋他不見哈～～、到也

虧他不在家既省几餟飯又省許多不、這

是怎說枝子那慌、自你姑爺來到咱府、

你姑娘病体全愈今已拜过華堂了這等

說來、俺姑爺的菜到比那黃医生还妙、胡

說這正是人逢喜事精偏爽、蜂採花心味

更長昔打嘴、是了、打嘴 二人下場

第八回金钗遺禍

石斛上塲
引

街水題成紅葉渡　白〇菊花上塲

鰲峰及第綠袍

新斛白〇六人坐石
小姐今逢大比之〇平本宜上京赴選〇

但是乘意未决闻听人说大街有一决明先

生甚是灵验我有心补得一课不知你意何

如〇菊白　任凭相公〇旦白　既然这样小姐请问待乘

前去便了〇石唱　因为这功名子心未决定求一

个益智子缩便囯精来到了滑石街先竹小

便再到那闹塲市去会决明〇明上塲引　石下草决

子〇八卦定君臣〇白　吾乃草决明是也自幼善

五行生父

附一　《药会图》道光二十一年抄本影印图录

治眼疾亦会卜易人将亦草字不题皆称亦

决明先生今在大街卖卜便将招牌掛出

赚几个接骨古钱也就罢了上扬白

往前走只见招牌一回待泵念来决明堂善
<small>决明掛介石解是我止</small>

卜周易兼治眼疾想必这、就是决明先生了

待泵问他一声你就是决明先生么<small>白</small><small>决阢 不敢</small>

就是小弟请坐叙话相公来专为的何事<small>白</small><small>石 白</small>

小弟原为功名之事<small>白</small><small>决明 待泵于你卜来 惊白 摇上着卦</small>

呀你不久就有杀身之祸还问甚么公名哩<small>白</small>

石白还求先生细看<small>决白</small>待泵再看变卦何如<small>看卦白 又擦不</small>

這变卦裡边○岂然逢凶化吉○挽有要毒缰缰○

不成卦不成卦○（解白）這是先生的卦礼（明白）決○卦礼○

不要相公請回○吾如此請了○唱只見那決明○

子立斷吉凶到叫吾為功名疑病又生○我定

想用黑豆浠陰和血誰知他痔瘡岑还用兀

松嚇的我神不定去尋小草少不的養心血

还用归身（斜下決）明白○嗳三天未曾登市今日又遇

此卦敗典敗典吾看來到不如專治眼疾还

是正莊待吾游招牌摘去專治眼疾去罢○唱

無論那凤火眼吾都能治他就是有雲翳忿

也能攻。（白）再不賣卜了。再不賣卜了。

今天占卦好不遇也，（白）進門小姐那裡菊花相公回

來了。（白）回來了。（白）你占卜卻是怎么樣了。（白）

是我占了一課甚是不祥，這功名是我就爷

淡了。（白）功名大事还得与爹爹商議有請爹

（爹上引）芙蓉花隨時開放消腫毒四季平安。（白）

請出老夫有何話說。（白）今逢大比之年小婿

上京赶考不敢自專只得上禀。（白）賢婿有此

大遠志老夫也是不晋行。（白）小婿在大街上

了一卦。甚是不祥。（白）賢婿你没听的人說算

164

卦的口没染斗俱是胡嘹存必信他枝子那○

裡○支上 有昌你姑爺要上京趕進考准備弓馬

就隨你姑爹前去○支白 曉得甚麼庚婿穩坐草堂

老夫還有囑托○唱 聖天子開科選你今前去○

到路上節飲食起居須防你吃些白蜂蜜些紅○解

熟潤燥帶上些枳棋子骸治酒傷配吃些紅腸任

棗肉益脾和胃取上些大麥芽消食潤腸任

店特須要你明目沙苑適當無人處免驚嚇

壯你熊胆○忍聽說備弓馬射干前去○
菊花貼起昏
過唱
風

要治他咽腫閉風火獨纒奴有心用菊酒將

附一 《藥會圖》道光二十一年抄本影印圖錄

165

他晋住真来是花终放不敢胡言。白相公你

这里来白 石达 说甚么 菊花唱西江月调 相公今要赴京奴家

不敢晋恋赠与你金钗一件 懂夜常带身边。

独眠可无怪梦眶野亦不惊恍盼情即气爽。

神清定赴邊瓊林盛筵筵 石达 多谢小姐美意

了。二人齐白 贤婿请坐上高 支手 弓马行囊囊俱以肴

备。石达 小婿拜别 甘白 送贤婿 岳父请回 枝子下

四白 女兒你看我贤婿壮怀忽奋凌云志。 菊花白

大勇还裕厚朴材 丹桂高攀临帝阙。 菊白青

云独步向天台 甘白 好之一了青云独步向天

〇甘第二人　陀僧扮店　生就狼毒心〇單治济湿客商〇
同下　主上引

暗用些信石下進了壺腸管叫他時刻命喪〇

時刻命喪〇白吾乃弥陀僧是也自從在姑〈

庵害了枝子我与山慈姑逃命在外無處投

奔改名换姓在此開了一座黑店〇今日天色
支子上石

已晚我不免去〇遠望一回〈射唱
離桑梓到

中途誰知冷抛妻時間日墜落两腿爸酸〇白

枝子上前問过此处却有店房没有
支白曉得〇

此处可有店么〈
僧白老客莫不是投宿的么〇
支白

正是〈
僧白請進來就到上房安歇相公可用

附一　《药会图》道光二十一年抄本影印图录

167

甚么飯○生白你有甚么飯○僧白相公听我道來○唱

我有那黑羊肝補肝明目○我有那大海米蓝

腎與陽我有那綠瓜解挫利便○我有那粳

米飯助脾益腸我有那蘿白涎能治胸痹吃

几盂史国公亦治風瘫、生白這些東西我已用

过了只用明对一盏僧白是、鬆計快禀灯來相

公這是明对一盏灯草数寸既然明目又能

清心你就歇了罢生白店主請回僧出白我看那相

公身帶金釵甚是可愛怎么得到我手終好○

有了○等至半夜時候一刀兩断將他殺死這

金釵行囊何愁不到我手○就是這番主意便
了○僧下支
子白　姑爹我看那店主人好像邪弥陀僧
他東性最毒必有歹心姑爹須防備否不必
驚惶○我自有主意歇了罷○鼓打一只听的樵楼更石唱
上鼓打一更忽然间想起了众位宾明有一
丫楮宴子壮賢明目有一个叫青盐也壮賢
宫○还有邪青箱子除凤退翳石決明理内障
並治瘡瘟弟兄到圍墻争明夺目我定要
显奇能尤見精工○僧上帳白呀樵楼鼓打二更想
　　　　　　　　　鼓打二更
必相公就該睡熟待我手拿短刀上前動手

便了〇僧摇開招門白 刀、石将刀等住二人相打僧下不 不好了当真

有賊我就趁此机会尋他的蜂房〇若有蔥白

佳人必然見伐叫他与温洗温洗待賊風消

除我再出去蟇高呀这般時候还都朝脑想 支子跑下

是前店裡那些絲瓜子身带麝香引動了人

龍客高靠他杏仁使出金鎗不倒方弄的有

些难受了 伎子上白 我省这座店房窓空甚易想少

就是蜂房要避賊毒待赤進去驚白 慈姑白 你是甚

么人快忙出去你若不出去我便喊叫 支子拉住 慈姑白

你若喊叫我有怀慶刀一把将你一片一片

170

切了。我且问你那个店主是誰。[慈姑]他ㄟ是弥

陀僧ㄟ。[支白]你是何人。我是山慈姑。[慈姑白]好秃贼

前去在姑ㄟ庵。你两个儿乎把我伤害。又想

在這裡害我。你给我去罢。[白]我将慈姑杀死。

就是那弥陀僧ㄟ也难脱我手。待我疾速着求

邪裡走吃我一刀。[跑上白]眾夥計将東

夥計叫来那裡便用。[僧白]咱店裡住的那个東

虫破血消癥甚是利害。大家动手与我打了。

[事白]是了[白]赶去招打僧执住[白]你在此不知毒杀多

少人今日将你拿往那用多訴打碎你丢下

油锅去罢　　○将僧打死支

子跑上高　姑爹咱将人打死就该速

速逃去到得京上倘得一官半职此等罪案

方可消灭吾既是如此快牵马来　在上马枝

快走下　　　　　　　　　　子白　快走

第九回番鳖造反

大花脸扮番鳖子

上场舞白

哦呀哦呀三人吾乃西番附马番鳖

子是也生来禀性最毒且又力大无穷今在

西番招为驸马改名又叫马前子父王差我

领定人马反进中原使出恶毒俱叫他吐血

而死天闹黄道正好奥岳小番兑随我叫到

中原走走我飴糖能健中大有補益

不料我年高邁遇災殃番鳖子造了反不

久就到嚇的我稀屎劳还要枯瘥　　快跑快

跑　　老人家慌：張之弘為何事　唐白尾

楞子你這个孩子只顾与人家破血消癥你

那晓番鳖子造反不久就到呀不好了我這

腹中作响要出恭也　　忽听的老飴唐說

了一声嚇的我癈火甚要尋胆星还有些氣

不調蘇梗須用再用些荔枝核又止疝疼

我想那水红花他子幼母媚是我的个好隣

居我何不曉諭他知道也叫他速之逃命來

此已是快忙開門快忙開門 _{开门介白}

个叫门榜子白 嫂嫂 造反不久就

到你母子還不逃命呀 嚇的亲水红

花魂无魄散龍齒兔定驚疸也是枉然叫亲

兔你慢之將娘扶住省的你藕合香理廄化

痰咱今日無熟地难以逃命叫为娘笨红泪

珠不乾你母旧岁善会乌鬓染髮他也是没

食子家内貧寒白 這該怎么哦有了 唱忽想

起那阿魏是你仁叔他善会化痞疾权废時

晉掺水红子同上花白是那掺水红花小生

榜子跑下掺水红花唱 呼嚇的亲水红

光咱母子急慌忙投他前去你与他同化痦

總把兜安你就是煩热了湏要知母且不可

貝母性去化毒瘓（白）见咋随娘來罢

聖德醞醐天罷渥王言渝綵国恩多（白末将）

金石斛是也大比之年上京赶考求取功名

幸中了武進士第皇上将我分發四川大将

将上舞引

三人同下石斛扮武

軍帳下听用今日元帥升帳只得在此伺候

氣象毫皇恩錫爵樹籛標通癝破結功劳重

红净扮大君恩多雨露臣節壮凤云（詩）勇力剛強

黄上引

身着皇裳绲圣朝（白）吾乃四川大将軍姓錦

名装外号大黄是也圣上因我有荡涤邪寇
之力掃除恶積之能封為四川大将軍中原
地界少有不净我即東党西除南征北討决
不肯少為惜力盒今坐大帐帥字旗無鼠自
摆必有軍情大事_{報子}上引一心忙似箭两腿快如
飛_白報子_{進卒白}告進來元帥在上報子
叩頭_{白将軍}報子_白啟禀元帥番鳖子領定
人馬反進中原_{白将軍}好把反賊呀_唱你竟敢螃
蟨虼横行散血豈知我配生肌定剥蟨黄他
就是刺蝟皮骸除痔漏管叫他尋象皮去塗

176

刀傷殺來他鷄頭子固精有效省的眼嫻嫻

还要胆尼[将军白]金石解听令命你前戰先鋒速

将四營兵将挨次听点[石白]得令[合白]前營火兵

听点[将军点名]石硫黄[黄白]有付唱[将军今]你速去用烈火

烧他腸胃用几个生附子厥阴有功[白]川

乌店[将军白]你速去除風温寒痺也治安治他

两腿疼再用火針[套后令白]后营水兵听点[军点名个]

高陸[将军白]你速去闹積水决一死戰之的

他水氣喘惡葶藶当前[白]黑白丑[丑白]有唱[将军]

你速去逐水府兩便齐下拿住他冬葵子破

血通関　令〔石佐〕左营弓箭手听点○点名介〔左軍齐左将軍〕皂角刺

〔刺左将軍〕有唱　你速去透膿毒治他腫硬夏帶些鬼〔刺退将軍〕

箭羽杀这邪虫白〔嫩仁子〕子介　有唱　你須要

有準頭治他腿腫他若是颠狂甚須用鉄漿有〔将軍〕

令白〔石佐〕右軍押粮兵听点○点名介〔右軍齐左将軍〕馬餘粮有〔将軍〕

你速去運粮草隄防崩漏多運些故薏仁健

脾温痊軍白〔粮退将軍〕枳實　實白　有名介〔将軍点〕芒硝〔硝左〕有白　先

鋒官哩令将人馬点就传令轅门放炮起营

先鋒传　令介　放炮起营〔東将有下又上〕禀元帥离賊兵不远

○帥白就此安营一擁杀上前去〔番蛮子〕还往白你这黄

了○

178

面小兔見子駙馬爺就該下馬投降（帥白）好把

野狗滿口胡說想是你巫邪太甚积定芒硝

听令二馬連环一齐攻下（两兵相戰番败将軍黄面小）

兔甚是號勇不來追趕便罷若來追趕吾有

葫芦巴内藏千百小子一齐攻下定治他寒

疝瘆痛（走小子追去帅白）好把野狗使出葫芦巴

攻我腎臟逼我請來天雄神将一陣烈火燒

他寒温难存（伏劍作法）天雄赴壇（天雄舞杓）（大花脸衫）法師召我

到來有何法青（帥白）天軍邪晚番鳖子使葫芦

巴与我相敲請你到來放出烈火将他叟焦

天雄
白 遵法旨退交吉 〔小子上天雄烧〕
智 有劳天军了请 〔天雄下帅兵看〕 好黄面小兔竟 〔还〕
把我的宝贝破了他 〔下番鉴上白〕 晓我有硵砂一个一
陈凤布列空中就如大雪一般吹入眼内管
叫他俱瞎瞽目 〔番作法帅令 兵赶上白〕 不好了。快走快走小番白 小兔
启上骑马爷大黄人马俱掩目败走 〔番白 帅敗下〕
败走莫追赶收兵回营 〔番下先锋白 番下帅兵〕 熏元帅更士不
知受了甚毒二千餘人俱是眼瞎耳边俱听
的是痛哭之声 〔帅唱〕 呀不好了我宴想用柿蒂
降逆止呃誰知他旱莲草也会乌鬚。 〔白〕 这便

怎么处〇

先锋白 末将有一岳父姓甘名草山西汾

州府人民他善解百毒亦会眼科元帅修本

奏于咱主叫他他速到阵前作为叅谋蹩子

縱有要毒他也就投降而去 帅白 既是这样本

帅修书奏与圣主你就差人去请甘草切莫

迟延 传中军下去 歇马 锋白 帅同中将下先 待我修出便了

白 修出毕 枝子那里 支云 有 白 这是出辞一封送到

你甘爷〇那边速去快来 支云 晓的 白 支下先锋

枝子回来路烦挑扫除庆太平 下场

第十四回 甘草和国

昔日曾为莨菪子 今天始得大茴香 诗

茴香最治疝气疼 莨菪苦寒且莫尝 白吾乃

枝子便是我姑爹叫我到太原汾州于我甘

爷之下出快来速去我就星夜奔走便了 唱

我姑爹他叫我快忙前去好像是荆芥穗催

毒驱风又好像兎脑丸催产立下两腿足窘

腫毒去寻紫荆跑的我肺喘了蛤蚧须用治

的劳火甚秋石也行 白 快走快走呀这座大

门到像我家门首迏我问上一问甲住请了

這是誰家的门首〇你不是枝子么連你自
家门也不認的了可笑可笑〇你說此話到
有些大便不通那晓枝子就是小便也通
爬闹罢〇唉那及賊嚇的我把门都摸不着
了罢〇進去罢爺〇快來昌枝子來了久你
姑爹呢〇我姑爹有些呈上呈來老
夫一观原來你姑爺到京高中遂即奉差
出征不幸軍中有难我且同你那及賊可甚
么摸样爺〇听道唱生就的铜绿面能医
嫻眼長就的红蓮鬒还治遺精带一頂白鷄

冠骹治白带穿一身猪蹄甲痔漏有功身骻

着橘红马化痰止嗽手拿着大戟爹要耙水〔走白〕

攻这等可恶伏请你姑娘出堂〔甘昌〕请姑娘

〔菊花白〕只见那并头莲红花娟々香附来扑奴面

慈动心猿想金钗不能见椿堂又嗅必是他

拆桂枝锦衣而还〔丑白菊花〕参々将孩兜喚出有何

训教女兜那晓〔唱〕我灭婿占鳖头军前岁〔甘昌〕

到番鳖子不投降叫我和番我想那番鳖子

有何作用不过是草芦荟善治虫疳他非是

巨藤子大有补益他竟敢动火要吃就胆惹

的那真地跐下行清趁总叫我扒山虎治他

腿伤〔菊唱〕爷乀呀你如今承高邁精神短少皂

像是大力子舩治喉疼皂像那荒蔚子明目

有用皂像那蝼蛄耳也不聋他就是毒藜芦

叫人吐倒該用个青盲人吸他谷精叫爷乀

去和番已属不可为甚么使君子也去杀虫

〔甘白〕女兜不晓我卖媚現在軍营唱他好像魚

骨兜硬在喉内只得我橄榄氣總得血羞〔白菊〕

爷乀既要前去路上須要小心〔甘高〕女兜不必

多慮还要你紧守门户老父即便起身〔菊白〕送

爹之〇（甘白）女兔廻避罢〇（甘枝同下 劳挂四唱）今有這鮮荷花遊

鱼去戲想是他頗欲助胃還要升陽卷的奴

蓮子心頃渴須用单等着馬勃回热毒德凉

白木香將門関上荅（本菜）曉得（甘上唱）（二人下交）渡汾河出潼

関沿山前去尽是這樹木百草蔥之我好比

透骨草除凡去湿山荣萸補肝臟也固腎精

闻着你香桃草撲鼻可愛还有那番白草洗

痔消瘰炉甘石点眼疾大有奇效老鸛草治

腿要去威功支（白）爺之你着那路傍有一个手

推九菜的他是甚么人（甘白）栀子邪曉他名叫

蟟螂外号叫鐵甲將軍善于破血赤会通腸○又好用丸荣保養故天天用力推圓不慎○吏哭哈了怪不的吃的黑胖爺○你看那个大肚汗身架綜羅好像个有錢的○她是了甚么人○昔他叫蜘蛛最是不好的空憑起争好吃尭食人就是蝎蝫不堪他也要多少吸○唱他与我吸昔間話少說快吐走路罢○唱咱今日抖精神快忙前去会一会番鱉子示免禍绿○我若是壮大力将他拿用定然要剝去皮还要油煎香爷了○这就是单营了。昔禀你姑爹

就说老夫来到〇禀姑爺又到石曰待我

出去迎接白出揖岳父来了〇请老夫生性平和不

会死杀有辱矣婿推荐了〇曰岳父暂且歇馬〇

小婿即禀元帥知暁大黄音行毒兵自愧無長

算头去虎威伏一半謀謀臣设尽千般計要

把前差尽皆澣〇白先鋒差人去请甘草至今

未来皂不愁闷人也〇唱我今日心氣迷菖蒲

須用还要那天南星逐瘀去凤必得邪代赭

石鎮肝降逆緩得見遠志兜益智安神又遲禀白

啟元帥甘草已到営下〇帥曰快忙请来门介有请

岳父（甘上）賢婿有何話説石白元帥有請（甘白）賢婿

前行（甘白）（同進介甘）元帥在上甘草叩拜（帥白）請起坐了

叙話甘白告坐了元帥有何見教帥与先生那忧

番鱉造反不知使的甚么毒物忽然傾出一

陣風來佈的如大雪一般吹入眼内俱成瞖

目啟元帥西番賈出磠砂芸能去瞖也能

燗肉这番狗必使此物作祟这是空青数枚

速散軍中用此一点便間眼目（帥白）先生何以

当之昌元帥他若是用磠砂再行作祟我有

那青風藤貫会驅風一陣風將磠砂吹入雲

内营叫他撥雲霸復見睛瞳〇師白 他若不肯投

降又將如之奈何〇甘唱元帥他就是血凝滞叫

人疼痛我还有索一條名叫元胡到陣前吾

急力將索使出他也就氣血調不叫强圖〇師白

先生竟有如此奇法先鋒官听我傳令爹~起

人馬即闖進番營〈人馬齐行番兵〉迎住白 你们這瞎眼小子

又來睁眼説話想是半睜半瞎待我再使硇

砂〈昌白〉好把番賊果用硇砂作崇岂知你爹~

青風藤貫驅風么〈内番怒白〉〈一陣風吹入雲〉哦你是何人敢壞

我的法術昌爹~甘草是也〈与番鬘〉小番兔快忙

番兵跑下
番兵跑下
啟元帥番兵敗走了　隨後追趕

元帥上白

疊上白
呀不好了　唱有甘草解百毒名陸天下又

有那大將軍叫我難当惣不如進降表早々

投順就叫我去出力這有何妨高卹你这番狗

那裡走番元帥不必動手这是降書順表帶

元帥接白
進天朝去請功受賞这也罷了么　表白待我念

來念袞伏惟番臣生長外番未蒙中国之化東

性毒惡尤少和平之養臥川草木無知擅出

地界犬馬猖獗偶犯天威兹日盖人以力臣

有片長亦不過与蔦瓜為耦助人手腕之力

与土子同伴益人筋骨之伤岂若白鱼鳔强

筋壮骨自然铜接骨续断而有益以碎补而

最良臣今不胜惶恐之至伏乞圣主宽恩番

臣益加感激伏附得命朝贡不欺谓子不信

有如皦日特此上恳谨以表闻白〇帅会毕罢了饶

你不死传中将一同回朝启奏圣主便了〇

皇帝上场引　百般荜性常优劣万国衣冠拜晃

帅与番兵分两路下

箫文武辇介　神农皇帝在位前有锦将军有本

奏帝白　朕神农皇帝在位前有锦将军有本

奏上说道番鳖子反进中原他与金石斛颡

兵征讨甘州作为泰谋吾想此种恶妻既有

将軍掃蕩又有甘草和解凱歌報捷不次回

朝官道吉下有事出班早奏無事捲簾朝散○帥白

臣錦裝黃見駕○帝白錦將軍去征反賊勝敗何

如○即白啟奏我主那反賊聞見甘草即連降表

逃命而去臣謹將降表呈上○帝白呈來待朕一

觀白○觀畢朕心甚喜即宣甘草上殿○即傳言下甘草

上殿○號白甘上殿臣甘草見駕○顧吾王萬歲芳岁爷

芳岁帝白甘草听旨朕因你和解有功封為国

老帶職还家甘草謝主荣恩帝白錦將軍听旨○

朕因你領兵征討不惜餘力封為世襲大將

军仍在四川镇守〇帅〇

臣谢君恩帝白〇帅下殿

宣金石

斛上殿白臣金石斛有未奏于我主 帝白爱卿

有何本奏臣于大比之年上京赴考夜宿

茅店不料店主见臣身带金钗便起不良之

心被臣杀死万气怨骂 帝白朕因你治乱有功

将功折罪即号金钗石斛守备六安名山去

罢白谢恩 帝白荣封已毕领旨下殿呼万岁万

岁白〇米帝下军臣拜毕同下

十卷终

斛跪

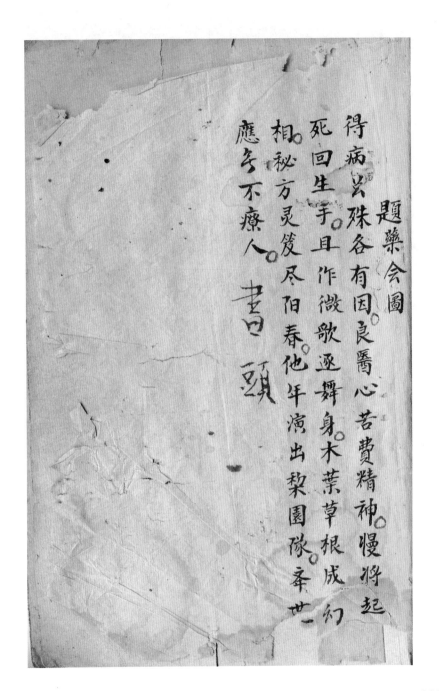

題藥会圖

得病雖殊各有因良醫心苦費精神慢將起
死回生手且作微歌逐舞身木葉草根成幻
相秘方灵笈尽阳春他年演出梨園隊牽世
應冬不療人。書口頭

附二

《药会图》戏中药物简介（按出场顺序）

第一回　栀子斗嘴

甘　草： 豆科植物甘草的根及根茎。味甘，性平。归心、肺、脾、胃经。
功能：补脾益气，清热解毒，祛痰止咳，缓急止痛，调和诸药。

菊　花： 菊科植物菊的干燥头状花序。按道地可分为"亳菊""滁菊""贡
菊""杭菊"。味甘、苦，性微寒。归肺、肝经。功能：散风清
热，平肝明目，清热解毒。

石　斛： 兰科植物石斛的干燥茎。本剧中特指金钗石斛。味甘，性微寒。
归胃、肾经。功能：益胃生津，滋阴清热。

栀　子： 茜草科植物栀子的干燥成熟果实。味苦，性寒。归心、肺、三
焦经。功能：泻火除烦，清热利湿，凉血解毒；外用消肿止痛。

草豆蔻： 姜科植物草豆蔻的干燥近成熟种子。味辛，性温。归脾、胃经。
功能：燥湿行气，温中止呕。

木　香： 菊科植物木香的干燥根。味辛、苦，性温。归脾、胃、大肠、
三焦、胆经。功能：行气止痛，健脾消食。

前　胡： 伞形科植物前胡的干燥根。味苦、辛，性微寒。归肺经。功能：
降气化痰，散风清热。

海　藻： 马尾藻科植物海蒿子的干燥藻体。味苦、咸，性寒。归肝、胃、
肾经。功效：消痰，软坚散结，利水消肿。

大　　戟：大戟科植物大戟的根。味苦，性寒。归肺、脾、肾经。功能：泻水逐饮，消肿散结。

甘　　遂：大戟科植物甘遂的干燥块根。性寒，味苦。归肺、肾、大肠经。功能：泻水逐饮，消肿散结。

芫　　花：瑞香科植物芫花的干燥花蕾。性温，味苦、辛。归肺、脾、肾经。功能：泻水逐饮；外用杀虫疗疮。

茯 苓 皮：多孔菌科真菌茯苓菌核的干燥外皮。味甘、淡，性平。归肺、脾、肾经。功能：利水消肿。

黄　　芪：豆科植物黄芪的干燥根。味甘，性微温。归肺、脾经。功能：补气升阳，固表止汗，利水消肿，托毒排脓，敛疮生肌。

麦　　冬：百合科植物麦冬的干燥块根。味甘、微苦，性微寒。归心、肺、胃经。功能：养阴生津，润肺清心。

马 兜 铃：马兜铃科植物马兜铃的果实。味苦、微辛，性寒。归肺、大肠经。功能：清肺降气，止咳平喘，清泄大肠。

知　　母：百合科植物知母的干燥根茎。味苦、甘，性寒。归肺、胃、肾经。功能：清热泻火，滋阴润燥。

旋 覆 花：菊科植物旋覆花或欧亚旋覆花的干燥头状花序。味苦、辛、咸，性微温。归肺、脾、胃、大肠经。功能：降气，消痰，行水，止呕。

天 花 粉：葫芦科植物栝楼或双边栝楼的干燥根。味甘、微苦，性微寒。归肺、胃经。功能：清热泻火，生津止渴，消肿排脓。

浙贝母: 百合科植物浙贝母的干燥鳞茎。味苦,性寒。归肺、心经。功能:清热化痰止咳,解毒散结消痈。

川贝母: 百合科植物川贝母的干燥鳞茎。味苦、甘,性微寒。归肺、心经。功能:清热润肺,化痰止咳,散结消痈。

款冬花: 菊科植物款冬的干燥花蕾。味辛、微苦,性温。归肺经。功能:润肺下气,止咳化痰。

元明粉: 为硫酸盐类矿物芒硝族芒硝,经风化失去结晶水而成白色粉末。味咸、苦,性寒。归胃、大肠经。功能:泻下通便,润燥软坚,清火消肿。

金 莲: 毛茛科植物金莲花的花蕾。味苦,性寒。归肺经。功能:清热解毒。

桔 梗: 桔梗科植物桔梗的干燥根。味苦、辛,性平。归肺经。功能:宣肺利咽,祛痰排脓。

羚羊角: 牛科动物赛加羚羊的角。主产于俄罗斯。味咸,性寒。归肝、心经。功能:平肝息风,清肝明目,散血解毒。

川楝子: 楝科植物川楝的干燥成熟果实。味苦,性寒。归肝、小肠、膀胱经。功能:疏肝泄热,行气止痛,杀虫。

灶心土: 烧木柴或杂草的土灶内底部中心的焦黄土块。在拆修柴火灶或烧火的窑时,将烧结的土块取下,用刀削去焦黑部分及杂质即可。味辛,性温。归脾、胃经。功能:温中止血,止呕,止泻。

豨莶草: 菊科植物豨莶的干燥地上部分。味辛、苦,性寒。归肝、肾经。

功能：祛风湿，利关节，解毒。

常　　山：虎耳草科植物常山的干燥根。味苦、辛，性寒。归肺、肝、心经。功能：涌吐痰涎，截疟。

山 豆 根：豆科植物越南槐的干燥根及根茎。味苦，性寒。归肺、胃经。功能：清热解毒，消肿利咽。

香　　附：莎草科植物莎草的干燥根茎。味辛、微苦、微甘，性平。归肝、脾、三焦经。功能：疏肝解郁，理气宽中，调经止痛。

侧 柏 叶：柏科植物侧柏的干燥枝梢及叶。味苦、涩，性寒。归肺、肝、脾经。功能：凉血止血，化痰止咳，生发乌发。

熟 地 黄：玄参科植物地黄的干燥块根，经炮制加工制成。味甘，性微温。归肝、肾经。功能：补血滋阴，益精填髓。

生 地 黄：玄参科植物地黄的干燥块根。味甘，性寒。归心、肝、肾经。功能：清热凉血，养阴生津。

赤　　芍：毛茛科植物芍药或川赤芍的干燥根。味苦，性微寒。归肝经。功能：清热凉血，散瘀止痛。

白　　芍：毛茛科植物芍药的干燥根。味苦、酸，性微寒。归肝、脾经。功能：养血调经，敛阴止汗，柔肝止痛，平抑肝阳。

琥　　珀：古松科松属植物的树脂埋藏地下经年久转化而成。味甘，性平。归心、肝、小肠经。功能：镇静安神，散瘀止血，利水通淋。

胡 黄 连：玄参科植物胡黄连的干燥根茎。味苦，性寒。归肝、胃、大肠经。功能：退虚热，除疳热，清湿热。

柴　　胡：伞形科植物柴胡的干燥根。味辛、苦，性微寒。归肝、胆、肺经。功能：疏散退热，疏肝解郁，升举阳气。

葛　　根：豆科植物野葛的干燥根。味甘、辛，性凉。归脾、胃、肺经。功能：解肌退热，生津止渴，透疹，升阳止泻，解酒毒。

枳　　实：芸香科植物酸橙的干燥幼果。味苦、辛、酸，性微寒。归脾、胃经。功能：破气消积，化痰散痞。

枳　　壳：芸香科植物酸橙的干燥未成熟果实。味苦、辛、酸，性微寒。归脾、胃经。功能：理气宽中，行滞消胀。

车 前 子：车前科植物车前的干燥成熟种子。味甘，性寒。归肝、肾、肺、小肠经。功能：清热利尿通淋，渗湿止泻，明目，祛痰。

滑　　石：硅酸盐类矿物滑石族滑石。味甘、淡，性寒。归膀胱、肺、胃经。功能：利尿通淋，清热解暑；外用祛湿敛疮。

卷　　柏：卷柏科植物卷柏或垫状卷柏的干燥全草。味辛、甘，性微寒。归肝、心经。功能：活血通经，化瘀止血。

瞿　　麦：石竹科植物瞿麦的干燥地上部分。味苦，性寒。归心、小肠经。功能：利尿通淋，活血通经。

地 肤 子：藜科植物地肤的干燥成熟果实。味辛、苦，性寒。归肾、膀胱经。功能：清热利湿，祛风止痒。

麝　　香：来源于鹿科动物麝成熟雄体香囊中的干燥分泌物。味辛，性温。归心、脾经。功能：开窍醒神，活血通经，消肿止痛。

白 鲜 皮：芸香科植物白鲜的干燥根皮。味苦，性寒。归脾、胃、膀胱经。

功能：清热燥湿，祛风解毒。

地 骨 皮：茄科植物枸杞的干燥根皮。味甘，性寒。归肺、肝、肾经。功能：凉血除蒸，清肺降火。

金 银 花：忍冬科植物忍冬的干燥花蕾或带初开的花。味甘，性寒。归肺、心、胃经。功能：清热解毒，疏散风热。

白　　矾：硫酸盐类矿物明矾石经加工提炼制成。味酸、涩，性寒。归肺、脾、肝、大肠经。功能：外用解毒杀虫，燥湿止痒；内服止血止泻，祛除风痰。

龙　　骨：古代哺乳动物如三趾马类、犀类、鹿类、牛类、象类等骨骼的化石或象类门齿的化石。味甘、涩，性平。归心、肝经。功能：镇静安神，平肝潜阳，收敛固涩。

大 麦 芽：禾本科植物大麦的成熟果实经发芽干燥的炮制加工品。味甘，性平。归脾、胃经。功能：行气消食，健脾开胃，回乳消胀。

小 麦 芽：禾本科植物小麦的成熟果实经发芽干燥的炮制加工品。味甘，性平。归心经。功能：养心安神。

浮 小 麦：禾本科植物小麦的干燥轻浮瘪瘦的颖果。味甘，性凉。归心经。功能：固表止汗，益气除热。

玄　　参：玄参科植物玄参的干燥根。味甘、苦、咸，性微寒。归肺、胃、肾经。功能：清热凉血，滋阴降火，解毒散结。

丹　　参：唇形科植物丹参的干燥根及根茎。味苦，性微寒。归心、肝经。功能：活血祛瘀，通经止痛，清心除烦，凉血消痈。

苦　参： 豆科植物苦参的干燥根。味苦，性寒。归心、肝、胃、大肠、膀胱经。功能：清热燥湿，杀虫，利尿。

竹　茹： 禾本科植物竹的茎秆的干燥中间层。味甘，性微寒。归肺、胃、心、胆经。功能：清热化痰，除烦，止呕。

竹　叶： 禾本科植物淡竹的干燥叶。味甘、淡，性寒。归心、胃、小肠经。功能：清热泻火，除烦止渴，利尿通淋。

竹　沥： 禾本科植物竹的茎秆经火烤灼而流出的淡黄色澄清液汁。味甘，性寒。归心、肺经。功能：清热豁痰，定惊利窍。

泽　泻： 泽泻科植物泽泻的干燥块茎。味甘、淡，性寒。归肾、膀胱经。功能：利水渗湿，泄热，化浊降脂。

牡丹皮： 毛茛科植物牡丹的干燥根皮。味苦、辛，性微寒。归心、肝、肾经。功能：清热凉血，活血化瘀。

芒　硝： 为硫酸盐类矿物芒硝族芒硝，经加工精制而成的结晶体。味咸、苦，性寒。归胃、大肠经。功能：泻下通便，润燥软坚，清火消肿。

萹　蓄： 蓼科植物萹蓄的干燥地上部分。味苦，性微寒。归膀胱经。功能：利尿通淋，杀虫，止痒。

地　榆： 蔷薇科植物地榆或长叶地榆的干燥根。味苦、酸、涩，性微寒。归肝、大肠经。功能：凉血止血，解毒敛疮。

瓜　蒌： 葫芦科植物栝楼或双边栝楼的干燥成熟果实。味甘、微苦，性寒。归肺、胃、大肠经。功能：清热涤痰，宽胸散结，润燥滑肠。

枸　　杞：茄科植物宁夏枸杞的干燥成熟果实。味甘，性平。归肝、肾经。功能：滋补肝肾，益精明目。

川　　椒：芸香科植物青椒或花椒的干燥成熟果皮。味辛，性温。归脾、胃、肾经。功能：温中止痛，杀虫止痒。

柏 子 仁：柏科植物侧柏的干燥成熟种仁。味甘，性平。归心、肾、大肠经。功能：养心安神，润肠通便，止汗。

肉　　桂：樟科植物肉桂的干燥树皮。味辛、甘，性大热。归肾、脾、心、肝经。功能：补火助阳，引火归原，散寒止痛，温通经脉。

菟 丝 子：旋花科植物菟丝子的干燥成熟种子。味辛、甘，性平。归肝、肾、脾经。功能：补益肝肾，固精缩尿，安胎，明目，止泻；外用消风祛斑。

肉 苁 蓉：列当科植物肉苁蓉的干燥带鳞叶的肉质茎。味甘、咸，性温。归肾、大肠经。功能：补肾阳，益精血，润肠通便。

白 茯 丁：为方便保存茯苓而切成的丁状小块而得名。味甘、淡，性平。归心、肺、脾、肾经。功能：利水渗湿，健脾，宁心。

山　　药：薯蓣科植物薯蓣的干燥根茎。以河南古怀庆府所产者品质最佳，故本文中有"怀山药"之称。味甘，性平。归脾、肺、肾经。功能：补脾养胃，生津益肺，补肾涩精。

朱　　砂：硫化物类矿物辰砂族辰砂，主含硫化汞。味甘，性微寒，有毒。归心经。功能：清心镇惊，安神，明目，解毒。

百　　部： 百部科植物百部的干燥块根。味甘、苦，性微温。归肺经。功能：润肺下气，止咳，杀虫灭虱。

癞蛤蟆： 即蟾蜍，取其耳后腺和皮肤腺体的干燥分泌物，是为蟾酥。蟾酥味辛，性温，有毒。归心经。功能：解毒，止痛，开窍醒神。

雄　　黄： 硫化物类矿物雄黄族雄黄。味辛，性温。归肝、大肠经。功能：解毒杀虫，燥湿祛痰，截疟。

蒲公英： 即黄花地丁，菊科植物蒲公英的干燥全草。味苦、甘，性寒。归肝、胃经。功效：清热解毒，消肿散结，利尿通淋。

紫花地丁： 堇菜科植物东北堇菜的全草。味苦、微辛，性寒。归心、肝经。功能：清热解毒，消炎止痛。

密陀僧： 铅矿石冶炼而成。外用杀虫收敛，内服祛痰镇惊。味咸、辛，性平。归肝、脾经。功能：燥湿杀虫，解毒，收敛，防腐。

第二回　陀僧戏姑

驴　　肉： 马科动物驴的肉。味甘、酸，性平。归心、肝经。功能：补血益气。

狗　　肉： 犬科动物狗的肉。味咸，性温。归脾、胃、肾经。功能：补中益气，温肾助阳。

羊　　肉： 牛科山羊属动物山羊的肉。遍及全国。味甘，性热。归胃、脾、肾经。功能：温中暖肾，益气补虚。

猪　　肉： 猪科猪属动物猪的肉。味甘、咸，性微寒。归脾、胃、肾经。

功效：补肾滋阴，养血润燥，益气消肿。

牛　　肉： 牛科野牛属动物黄牛或水牛属动物水牛的肉。味甘，黄牛肉性温，水牛肉性凉。归脾、胃经。功能：补脾胃，益气血，强筋骨。

鳖　　肉： 鳖科动物中华鳖的肉。味甘，性平。归肝经。功能：滋阴凉血。

鸡　　胵： 即鸡的砂囊，取其干燥内壁，是为鸡内金。鸡内金味甘，性寒。归脾、胃、小肠、膀胱经。功能：消食健胃，涩精止遗。

瓜　　蒂： 葫芦科黄瓜属植物甜瓜的果梗。味苦，性寒。主入胃经。功能：涌吐风痰，清热利湿，退黄。

乳　　汁： 健康妇女产后分泌的乳汁。味甘、咸，性平。功能：大补元阳，补益五脏，益智填精，润燥生津。

王不留行： 石竹科植物麦蓝菜的干燥成熟种子。味苦，性平。归肝、胃经。功能：活血通经，下乳消肿，利尿通淋。

山 慈 菇： 也称山慈姑，兰科植物杜鹃兰、独蒜兰或云南独蒜兰的干燥假鳞茎。味甘、微辛，性凉。归肝、脾经。功能：清热解毒，化痰散结。

驴　　肾： 马科动物驴的雄性生殖器。味甘、咸，性温。归肾经。功能：益肾壮阳，强筋健骨。

茜　　草： 茜草科植物茜草的干燥根及根茎。味苦，性寒。归肝经。功能：凉血祛瘀，止血通经。

没　　药： 橄榄科植物地丁树的干燥树脂。味辛、苦，性平。归心、肝、脾经。功能：散瘀定痛，消肿生肌。

海狗肾： 海狮科动物海狗的阴茎和睾丸。味咸，性热。归肝、肾经。功能：温肾壮阳，填精补髓。

母丁香： 桃金娘科植物丁香的干燥花蕾。味辛，性温。归脾、胃、肺、肾经。功能：温中降逆，补肾助阳。

石莲肉： 睡莲科植物莲老熟的果实。味甘、涩、微苦，性寒。归脾、胃、心经。功能：清湿热，开胃进食，清心宁神，涩精止遗。

金樱子： 蔷薇科植物金樱子的干燥成熟果实。味酸、甘、涩，性平。归肾、膀胱、大肠经。功能：固精缩尿，固崩止带，涩肠止泻。

仙　茅： 石蒜科植物仙茅的干燥根茎。味辛，性热。归肾、肝、脾经。功能：补肾阳，强筋骨，祛寒湿。

赤小豆： 豆科植物赤小豆的干燥成熟种子。味甘、酸，性平。归心、小肠经。功能：利水消肿，解毒排脓。

阴阳水： 乃一半凉水加一半沸水，古方中需取天上未沾地的雨水，和从未见天日的井水、地下水。味甘、咸，无毒。功能：调理中焦脾胃，帮助消化。

莲　须： 睡莲科植物莲的干燥雄蕊。味甘、涩，性平。归心、肾经。功能：固肾涩精。

神　曲： 以面粉或麸皮与杏仁泥、赤小豆粉以及鲜青蒿、鲜苍耳、鲜辣蓼自然汁混合拌匀，使干湿适宜，做成小块，放入筐内，复以麻叶或楮叶，保温发酵一周，长出黄菌丝时取出，切成小块，晒干即成。味甘、辛，性温。归脾、胃经。功能：消食和胃。

夜明砂：蝙蝠科动物蝙蝠的粪便。味辛，性寒。归肝经。功能：清肝明目，散淤消积。

海金沙：海金沙科植物海金沙的干燥成熟孢子。味甘、咸，性寒。归膀胱、小肠经。功能：清利湿热，通淋止痛。

缩　砂：姜科植物缩砂的干燥成熟果实。味辛，性温。功能：行气调中，和胃调脾。

蚕　砂：蚕蛾科昆虫家蚕的干燥粪便。味辛、甘，性温。归胃、脾、肝经。功能：祛风除湿，和胃化浊，活血通经。

蔓荆子：马鞭草科植物蔓荆的干燥成熟果实。味辛、苦，性微寒。归膀胱、肝、胃经。功能：疏散风热，清利。

蓖麻子：大戟科植物蓖麻的种子。味甘、辛，性平。归大肠、肺经。功能：泻下通滞，消肿拔毒。

苍耳子：菊科植物苍耳的干燥成熟带总苞的果实。味辛、苦，性温。归肺经。功能：散风寒，通鼻窍，祛风湿。

白芥子：十字花科植物白芥的干燥成熟种子。味辛，性温，入肺、胃经。功能：利气豁痰，温中散寒，通络止痛。

莱菔子：十字花科植物萝卜的干燥成熟种子。味辛、甘，性平。归肺、脾、胃经。功能：消食除胀，降气化痰。

五倍子：漆树科植物盐肤木、青麸杨或红麸杨叶上的虫瘿，主要由五倍子蚜寄生而形成。味酸、涩，性寒。归肺、大肠、肾经。功能：敛肺降火，涩肠止泻，止血，收湿敛疮。

诃　　子：使君子科植物诃子的干燥成熟果实。味苦、酸、涩，性平。归肺、大肠经。功能：涩肠止泻，敛肺止咳，降火利咽。

紫 苏 子：唇形科植物紫苏的干燥成熟果实。味辛，性温。归肺经。功能：降气化痰，止咳平喘，润肠通便。

皂　　角：豆科植物皂荚的干燥成熟果实和不育果实。味辛、咸，性温。归肺、大肠经。功能：祛痰开窍，散结消肿。

砂　　仁：姜科植物阳春砂、绿壳砂或海南砂的干燥成熟果实。味辛，性温。归脾、胃、肾经。功能：化湿开胃，温脾止泻，理气安胎。

桃　　仁：蔷薇科植物桃的干燥成熟种子。味苦、甘，性平。归心、肝、大肠经。功能：活血祛瘀，润肠通便，止咳平喘。

郁 李 仁：蔷薇科植物郁李的干燥成熟种子。味辛、苦、甘，性平。归脾、大肠、小肠经。功能：润肠通便，下气利水。

杏　　仁：蔷薇科植物杏的干燥成熟种子。味苦，性微温。归肺、大肠经。功能：降气止咳平喘，润肠通便。

朴　　硝：硫酸盐类矿物芒硝经加工精制而成的结晶体。味咸、苦，性寒。归肺、胃、大肠经。功能：通便导滞，泻火解毒。

水　　银：为一种液态金属，主要由辰砂矿炼出，少数取自自然汞。味辛，性寒，有毒。归心、肝、肾经。功能：杀虫，攻毒。

砒　　霜：砒石经升华而成的三氧化二砷精制品。味辛、酸，性热。归肺、脾、胃、大肠经。功能：蚀疮去腐，杀虫，劫痰，截疟。

狼　　毒：瑞香科植物瑞香狼毒的根。味辛，性平。归肝、脾经。功能：

散结，杀虫。

巴　　豆：大戟科植物巴豆的干燥成熟果实。味辛，性热，有大毒。归胃、大肠经。功能：外用蚀疮。

牵 牛 子：旋花科植物牵牛的干燥成熟种子。味苦，性寒，有毒。归肺、肾、大肠经。功能：泻水通便，消痰涤饮，杀虫攻积。

丁　　香：桃金娘科植物丁香的干燥花蕾。味辛，性温。归脾、胃、肺、肾经。功能：温中降逆，补肾助阳。

郁　　金：姜科植物温郁金、姜黄、广西莪术或蓬莪术的干燥块根。味辛、苦，性寒。归肝、胆、心、肺经。功能：活血止痛，行气解郁，清心凉血，利胆退黄。

牙　　硝：硫酸盐类矿物芒硝族芒硝，经加工精制而成的结晶体，主含含水硫酸钠。味咸、苦，性寒。归胃、大肠经。功能：泻下通便，润燥软坚，清火消肿。

三　　棱：黑三棱科黑三棱的干燥块茎。味辛、苦，性平。归肝、脾经。功能：破血行气，消积止痛。

川　　乌：毛茛科植物乌头的干燥母根。味辛、苦，性热，有大毒。归心、肝、肾、脾经。功能：祛风除湿，温经止痛。

草　　乌：毛茛科植物北乌头的干燥根。味辛、苦，性热。归心、肝、肾、脾经。功能：祛风除湿，温经止痛。

犀 牛 角：犀科动物白犀牛、黑犀牛、印度犀牛、爪哇犀牛、苏门答腊犀牛等的角。味酸、咸，性寒。归心、肝经。功能：清热凉血，

209

定惊解毒。

人　参: 五加科植物人参的干燥根和根茎。味甘、微苦,性微温。归脾、肺、心、肾经。功能:大补元气,复脉固脱,补脾益肺,生津养血,安神益智。

五灵脂: 鼯鼠科动物复齿鼯鼠的干燥粪便。味苦、咸、甘,性温。归肝经。功能:活血止痛,化瘀止血。

官　桂: 樟科植物肉桂的干燥树皮。味辛、甘,性大热。归肾、脾、心、肝经。功能:补火助阳,引火归原,散寒止痛,温通经脉。

赤石脂: 硅酸盐类矿物多水高岭石族多水高岭石,主含四水硅酸铝。味甘、酸、涩,性温。归大肠、胃经。功能:涩肠,止血,生肌敛疮。

猪牙皂: 豆科皂荚属植物皂荚,因受外伤等影响而结出的畸形小荚果。味辛、咸,性温。归肺、大肠经。功能:祛痰开窍,散结消肿。

草　果: 姜科植物草果的干燥成熟果实。味辛,性温。归脾、胃经。功能:燥湿温中,截疟除痰。

白　果: 银杏科植物银杏的干燥成熟种子。味甘、苦、涩,性平。归肺、肾经。功能:敛肺定喘,止带缩尿。

青　蒿: 菊科植物黄花蒿的干燥地上部分。味苦、辛,性寒。归肝、胆经。功能:清虚热,除骨蒸,解暑热,截疟,退黄。

头　发: 以其制成的炭化物,是为血余炭。血余炭味苦,性平。归肝、胃经。功能:收敛止血,化瘀,利尿。

密蒙花: 马钱科植物密蒙花的干燥花或花蕾。味甘,性微寒。归肝经。

功能：清热泻火，养肝明目，退翳。

轻　　粉：为水银、白矾、食盐等经升华法炼制而成的氯化亚汞。味辛，性寒。归大肠、小肠经。功能：外用杀虫，攻毒，敛疮；内服祛痰消积，逐水通便。

罂　　粟：罂粟科植物罂粟的花蕾。味甘，性平，归脾、胃、大肠经。功能：健脾开胃，清热利水。

胭　　脂：以红花汁凝作之。味甘，性平，无毒。功能：活血脉，解痘毒。

昆　　布：海带科植物海带的干燥叶状体。味咸，性寒。归肝、胃、肾经。功能：消痰软坚散结，利水消肿。

枇杷叶：蔷薇科植物枇杷的干燥叶。味苦，性微寒。归肺、胃经。功能：清肺止咳，降逆止呕。

乳　　香：橄榄科植物乳香树树皮渗出的树脂。味辛、苦，性温。归心、肝、脾经。功能：活血定痛，消肿生肌。

胡麻仁：胡麻科植物胡麻的成熟种子。味甘，性平。入肺、脾、肝、肾经。功能：润燥滑肠，滋养肝肾。

千金子：大戟科植物续随子的干燥成熟种子。味辛，性温。归肝、肾、大肠经。功能：泻下逐水，破血消癥；外用疗癣蚀疣。

金　　屑：黄金的碎末、粉末。味辛，性平。功能：镇精神，坚骨髓，通利五脏邪气。

银　　屑：银的碎末、粉末。味辛，性寒，有毒。归肝、肾经。功能：杀虫，攻毒，利水，通便。

当　归：伞形科植物当归的干燥根。味甘、辛，性温。归肝、心、脾经。功能：补血活血，调经止痛，润肠通便。传统认为，当归身偏于补血，当归头偏于止血，当归尾偏于活血，全当归偏于和血。

干　漆：漆树科植物漆树的树脂经加工后的干燥品。味辛，性温。归肝、脾经。功能：破瘀通经，消积杀虫。

半　夏：天南星科植物半夏的干燥块茎。性温，味辛。归脾、胃、肺经。功能：燥湿化痰，降逆止呕，消痞散结。

土鳖虫：鳖蠊科昆虫鳖的雌虫干燥体。味咸，性寒。归肝经。功能：破血逐瘀，续筋接骨。

第三回　妖蛇惑象

五加皮：五加科植物细柱五加的干燥根皮。味辛、苦，性温。归肝、肾经。功能：祛风除湿，补益肝肾，强筋壮骨，利水消肿。

荜澄茄：樟科植物山鸡椒的干燥成熟果实。味辛，性温。归脾、胃、肾、膀胱经。功能：温中散寒，行气止痛。

高良姜：姜科植物高良姜的干燥根茎。味辛，性热。归脾、胃经。功能：温胃止呕，散寒止痛。

覆盆子：蔷薇科植物华东覆盆子的干燥果实。味甘、酸，性温。归肝、肾、膀胱经。功能：益肾固精缩尿，养肝明目。

乌　药：樟科植物乌药的干燥块根。味辛，性温。归肺、脾、肾、膀胱经。功能：行气止痛，温肾散寒。

破 故 纸: 即补骨脂，豆科植物补骨脂的干燥成熟果实。味辛、苦，性温。归肾、脾经。功能：补肾壮阳，固精缩尿，纳气平喘，温脾止泻；外用消风祛斑。

吴 茱 萸: 芸香科植物吴茱萸的干燥近成熟果实。味辛、苦，性热。归肝、脾、胃、肾经。功能：散寒止痛，降逆止呕，助阳止泻。

小 茴 香: 伞形科植物茴香的干燥成熟果实。味辛，性温。归肝、肾、脾、胃经。功能：散寒止痛，理气和胃。

青 木 香: 马兜铃科植物马兜铃的干燥根。味辛、苦，性寒。归肺、胃、肝经。功能：行气止痛，解毒消肿，平肝。

檀　香: 檀香科植物檀香树干的干燥心材。味辛，性温。归脾、胃、心、肺经。功能：行气温中，开胃止痛。

生　姜: 姜科植物姜的新鲜根茎。味辛，性微温。归肺、脾、胃经。功能：解表散寒，温中止呕，化痰止咳，解鱼蟹毒。

干　姜: 姜科植物姜的干燥根茎。味辛，性热。归脾、胃、肾、心、肺经。功能：温中散寒，回阳通脉，温肺化饮。

没　药: 橄榄科植物地丁树或哈地丁树的干燥树脂。味辛、苦，性平。归心、肝、脾经。功能：散瘀定痛，消肿生肌。

陈　皮: 芸香科植物橘的干燥成熟果皮。味苦、辛，性温。归肺、脾经。功能：理气健脾，燥湿化痰。

麻　黄: 麻黄科植物麻黄的干燥草质茎。味辛、微苦，性温。归肺、膀胱经。功能：发汗散寒，宣肺平喘，利水消肿。

麻 黄 根： 麻黄科植物草麻黄或中麻黄的干燥根和根茎。味甘、涩，性平。归心、肺经。功能：固表止汗。

五 味 子： 木兰科植物五味子的干燥成熟果实。味酸、甘，性温。归肺、心、肾经。功能：收敛固涩，益气生津，补肾宁心。

天　　冬： 百合科植物天冬的干燥块根。味甘、苦，性寒。归肺、肾经。功能：养阴润燥，清肺生津。

细　　辛： 马兜铃科植物细辛的干燥根和根茎。味辛，性温。归心、肺、肾经。功能：解表散寒，祛风止痛，通窍，温肺化饮。

川 椒 根： 芸香科植物花椒的根。味辛，性热，微毒。归肾、膀胱经。功能：温肾阳，化瘀血，杀虫。

核 桃 肉： 胡桃科植物核桃的干燥果核。味甘，性温。归肾、肺、大肠经。功能：补肾，温肺，润肠。

续　　断： 川续断科植物川续断的干燥根。味苦、辛，性微温。归肝、肾经。功能：补肝肾，强筋骨，续折伤，止崩漏。

鹿　　茸： 鹿科动物梅花鹿或马鹿的雄鹿头上未骨化密生茸毛的幼角。味甘、咸，性温。归肾、肝经。功能：壮肾阳，益精血，强筋骨，调冲任，托疮毒。

韭 菜 籽： 百合科植物韭菜的干燥成熟种子。味微甘，性温。归肾、肝经。功能：补肾壮阳，养肝固精。

虎　　骨： 猫科动物虎的骨骼。味甘、辛，性温。归肝、肾经。功能：祛风通络，强筋健骨。

214

胡　　椒：胡椒科植物胡椒的干燥近成熟或成熟果实。味辛，性热。归胃、大肠经。功能：温中散寒，下气，消痰。

秦　　艽：龙胆科植物秦艽、麻花秦艽、粗茎秦艽或小秦艽的干燥根。味辛、苦，性平。归胃、肝、胆经。功能：祛风湿，清湿热，止痹痛，退虚热。

金钱白花蛇：眼镜蛇科动物银环蛇的幼蛇干燥体。味甘、咸，性温，有毒。归肝经。功能：祛风，通络，止痉。

乌　梢　蛇：游蛇科动物乌梢蛇的干燥体。味甘，性平。归肝经。功能：祛风，通络，止痉。

艾　　叶：菊科植物艾的干燥叶。味辛、苦，性温。归肝、脾、肾经。功能：温经止血，散寒止痛，调经，安胎；外用祛湿止痒。

天　　麻：兰科植物天麻的干燥块茎。味甘，性平。归肝经。功能：息风止痉，平抑肝阳，祛风通络。

白　　及：兰科植物白及的干燥块茎。味苦、甘、涩，性微寒。归肺、肝、胃经。功能：收敛止血，消肿生肌。

石　　灰：石灰岩经加热煅烧而成的生石灰及其水化产物熟石灰即羟钙石，或两者的混合物。味辛、苦、涩，性温。归肝、脾经。功能：解毒蚀腐，敛疮止血，杀虫止痒。

韭　菜　根：百合科植物韭菜的干燥根。味辛，性温。归脾、胃经。功能：温中行气，散瘀解毒。

阿　　胶：马科动物驴的干燥皮或鲜皮经煎煮，浓缩制成的固体胶。味甘，性平。归肺、肝、肾经。功能：补血滋阴，润燥，止血。

白 豆 蔻：姜科植物白豆蔻的干燥成熟果实。味辛，性温。归肺、脾、胃经。功能：化湿行气，温中止呕，开胃消食。

红 豆 蔻：姜科植物大高良姜的干燥成熟果实。味辛，性温。归脾、肺经。功能：散寒燥湿，醒脾消食。

牡　　蛎：牡蛎科动物牡蛎的贝壳。味咸，性微寒。归肝、胆、肾经。功能：重镇安神，潜阳补阴，软坚散结。

白　　术：菊科植物白术的干燥根茎。味苦、甘，性温。归脾、胃经。功能：健脾益气，燥湿利水，止汗，安胎。

米　　醋：味酸、甘，性温。归肝、胃经。功能：散瘀消积，止血，安蛔，解毒。

棉 子 仁：锦葵科植物棉的种子。味辛，性热，有毒。归肾经。功能：温肾补虚，止血。

阳 起 石：硅酸盐类矿物焦闪石族透闪石。味咸，性温。归肾经。功能：温肾壮阳。

紫　　菀：菊科植物紫菀的干燥根和根茎。味辛、苦，性温。归肺经。功能：润肺下气，消痰止咳。

穿 山 甲：鲮鲤科动物穿山甲的鳞甲。味咸，性微寒。归肝、胃经。功能：活血消癥，通经下乳，消肿排脓，祛风通络。

益 母 草：唇形科植物益母草的新鲜或干燥地上部分。味苦、辛，性微寒。

归肝、心包、膀胱经。功能：活血调经，利尿消肿，清热解毒。

紫河车： 健康人的干燥胎盘。味甘、咸，性温。归肺、肝、肾经。功能：温肾补精，益气养血。

无名异： 氧化物类矿物软锰矿的矿石。味甘、咸，性寒。归肾、肝经。功能：活血止血，消肿定痛。

石　韦： 水龙骨科植物石韦的干燥叶。味甘、苦，性微寒。归肺、膀胱经。功能：利尿通淋，清肺止咳，凉血止血。

蛤　蚧： 壁虎科动物蛤蚧的干燥体。味咸，性平。归肺、肾经。功能：补肺益肾，纳气定喘，助阳益精。

第四回　石斛降妖

使君子： 使君子科植物使君子的干燥成熟果实。味甘，性温。归脾、胃经。功能：杀虫消积。

鬼箭羽： 卫矛科植物卫矛的具翅状物的枝条或翅状附属物。味苦、辛，性寒。归肝、脾经。功能：破血通经，杀虫。

芜　夷： 榆科植物大果榆果实的加工品。味辛、苦，性温。归脾、胃经。功能：消积杀虫。

预知子： 木通科植物木通的干燥近成熟果实。味苦，性寒。归肝、胆、胃、膀胱经。功能：疏肝理气，活血止痛，散结，利尿。

鹤　虱： 菊科植物天名精或伞形科植物野胡萝卜的干燥成熟果实。味苦、辛，性平，有小毒。归脾、胃经。功能：杀虫消积。

雷　　丸：白蘑科真菌雷丸的干燥菌核。味微苦，性寒。归胃、大肠经。
功能：杀虫消积。

苦 棟 皮：棟科植物川棟或棟的干燥树皮和根皮。味苦，性寒。归肝、脾、
胃经。功能：杀虫，疗癣。

钩　　藤：茜草科植物钩藤、大叶钩藤、毛钩藤、华钩藤或无柄果钩藤的
干燥带钩茎枝。味甘，性凉。归肝、心包经。功能：息风定惊，
清热平肝。

葫　　芦：葫芦科植物瓢瓜的干燥果皮。味酸、涩，性温。归肺、大肠经。
功能：止泻，引吐。

连　　翘：木犀科植物连翘的干燥果实。味苦，性微寒。归肺、心、小肠
经。功能：清热解毒，消肿散结，疏散风热。

大　　蒜：百合科植物大蒜的鳞茎。味辛，性温。归脾、胃、肺经。功能：
解毒消肿，杀虫，止痢。

石　　膏：硫酸盐类矿物硬石膏族石膏，主含含水硫酸钙。味甘、辛，性
大寒。归肺、胃经。功能：清热泻火，除烦止渴，收敛生肌。

青　　皮：芸香科植物橘幼果或未成熟果实的果皮。味苦、辛，性温。归
肝、胆、胃经。功能：疏肝破气，消积化滞。

乌　　头：毛茛科植物的母根。味辛、苦，性热，有大毒。归心、肝、肾、
脾经。功能：祛风除湿，温经止痛。

白　　薇：萝摩科植物白薇的干燥根和根茎。味苦、咸，性寒。归胃、肝、
肾经。功能：清热凉血，利尿通淋，解毒疗疮。

辛　夷：木兰科植物辛夷的干燥花蕾。味辛，性温。归肺、胃经。功能：散风寒，通鼻窍。

葛　花：豆科植物野葛的未开放花蕾。味甘，性平。归脾、胃经。功能：解酒毒，醒脾和胃。

水　蛭：水蛭科动物蚂蟥的干燥全体。味咸、苦，性平，有小毒。归肝经。功能：破血通经，逐瘀消癥。

通　草：五加科植物通脱木的干燥茎髓。味甘、淡，性微寒。归肺、胃经。功能：清热利尿，通气下乳。

血　竭：棕榈科植物麒麟竭果实渗出的树脂经加工制成。味甘、咸，性平。归心、肝经。功能：活血定痛，化瘀止血，生肌敛疮。

蜈　蚣：蜈蚣科动物少棘巨蜈蚣的干燥体。味辛，性温。归肝经。功能：息风镇痉，通络止痛，攻毒散结。

全　蝎：钳蝎科动物东亚钳蝎的干燥体。味辛，性平。归肝经。功能：息风镇痉，通络止痛，攻毒散结。

白　矾：硫酸盐类矿物明矾石经加工提炼制成。味酸、涩，性寒。归肺、脾、肝、大肠经。功能：外用解毒杀虫，燥湿止痒；内服止血止泻，祛除风痰。

牛　黄：牛科动物牛的干燥胆结石。味甘，性凉。归心、肝经。功能：清心豁痰，开窍，凉肝，息风，解毒。

天竺黄：禾本科植物青皮竹或华思劳竹等秆内分泌液干燥后的块状物。味甘，性寒。归心、肝经。功能：清热豁痰，凉心定惊。

磁　　石：氧化物类矿物尖晶石族磁铁矿，主含四氧化三铁。味咸，性寒。归肝、心、肾经。功能：镇惊安神，平肝潜阳，聪耳明目，纳气平喘。

皂　　矾：硫酸盐类矿物水绿矾的矿石，主含含水硫酸亚铁。味酸，性凉。归肝、脾经。功能：解毒敛疮，燥湿退黄，杀虫补血。

木 鳖 子：葫芦科植物木鳖的干燥成熟种子。味苦、微甘，性凉。归肝、脾、胃经。功能：散结消肿，攻毒疗疮。

蝉　　蜕：蝉科昆虫黑蚱若虫羽化时脱落的皮壳。味甘，性寒。归肺、肝经。功能：疏散风热，利咽，透疹，明目退翳，解痉。

桑 寄 生：桑寄生科植物桑寄生的干燥带叶茎枝。味苦、甘，性平。归肝、肾经。功能：祛风湿，补肝肾，强筋骨，安胎元。

蛇 床 子：伞形科植物蛇床的干燥成熟果实。味辛、苦，性温。归肾经。功能：燥湿祛风，杀虫止痒，温肾壮阳。

蛇　　蜕：游蛇科动物黑眉锦蛇、锦蛇或乌梢蛇等蜕下的干燥表皮膜。味咸、甘，性平。归肝经。功能：祛风，定惊，退翳，解毒。

威 灵 仙：毛茛科植物威灵仙、棉团铁线莲或东北铁线莲的干燥根及根茎。味辛、咸，性温。归膀胱经。功能：祛风湿，通经络。

第五回　灵仙平寇

千 年 健：天南星科植物千年健的干燥根茎。味辛、苦，性温。归肝、肾经。功能：祛风湿，强筋骨。

巴戟天： 茜草科植物巴戟天的干燥根。味甘、辛，性微温。归肾、肝经。功能：补肾阳，强筋骨，祛风湿。

花蕊石： 变质岩类岩石蛇纹大理岩。味酸、涩，性平。归肝经。功能：化瘀止血。

杜　　仲： 杜仲科植物杜仲的干燥树皮。味甘，性温。归肝、肾经。功能：补肝肾，强筋骨，安胎。

鹿角胶： 鹿科动物梅花鹿或马鹿的鹿角经水煎煮，浓缩制成的固体胶。味甘、咸，性温。归肝、肾经。功能：温补肝肾，益精养血。

川牛膝： 苋科植物川牛膝的干燥根。味甘、微苦，性平。归肝、肾经。功能：逐瘀通经，通利关节，利尿通淋。

肉豆蔻： 肉豆蔻科植物肉豆蔻的干燥种仁。味辛，性温。归脾、胃、大肠经。功能：温中行气，涩肠止泻。

沉　　香： 瑞香科植物白木香含有树脂的木材。味辛、苦，性微温。归脾、胃、肾经。功能：行气止痛，温中止呕，纳气平喘。

槟　　榔： 棕榈科植物槟榔的干燥成熟种子。味苦、辛，性温。归胃、大肠经。功能：杀虫消积，行气利水，截疟。

紫石英： 氟化物类矿物萤石族萤石，主含氟化钙。味甘，性温。归肾、心、肺经。功能：温肾暖宫，镇心安神，温肺平喘。

刘寄奴： 菊科植物奇蒿或白苞蒿的干燥地上部分。味苦，性温。归心、肝、脾经。功能：散瘀止痛，疗伤止血，破血通经，消食化积。

紫苏叶： 唇形科植物紫苏的干燥叶。味辛，性温。归肺、脾经。功能：

221

解表散寒，行气和胃。

香　薷：唇形科植物香薷的干燥地上部分。味辛，性微温。归肺、脾、胃经。功能：发汗解表，化湿和中，利水消肿。

厚　朴：木兰科植物厚朴或凹叶厚朴的干燥干皮、根皮及枝皮。味苦、辛，性温。归脾、胃、肺、大肠经。功能：燥湿，行气，消积，消痰平喘。

白扁豆：豆科植物扁豆的干燥成熟种子。味甘，性微温。归脾、胃经。功能：健脾化湿，和中消暑。

乌　梅：蔷薇科植物梅的干燥近成熟果实。味酸、涩，性平。归肝、脾、肺、大肠经。功能：敛肺，涩肠，生津，安蛔。

藿　香：唇形科植物广藿香的干燥地上部分。味辛，性微温。归脾、胃、肺经。功能：芳香化湿，和中止呕，发表解暑。

炮　姜：姜科植物姜的干燥根茎炮制加工品。味辛，性热。归脾、胃、肾经。功能：温经止血，温中止痛。

萝　卜：十字花科植物萝卜，种子、鲜根、枯根、叶皆入药。种子消食化痰；鲜根止渴、助消化；枯根利二便；叶治初痢，并预防痢疾。

葱　白：为百合科植物葱近根部的鳞茎。味辛，性温。归肺、胃经。功能：发汗解表，散寒通阳。

乌贼骨：乌贼科动物无针乌贼或金乌贼的干燥内壳。味咸、涩，性温。归脾、肾经。功能：收敛止血，涩精止带，制酸止痛，收湿敛疮。

贯　众：鳞毛蕨科植物粗茎鳞毛蕨的干燥根茎和叶柄残基。味苦，性微寒，有小毒。归肝、胃经。功能：清热解毒，驱虫止血。

白　芷：伞形科植物白芷的干燥根。味辛，性温。归肺、胃、大肠经。功能：解表散寒，祛风止痛，宣通鼻窍，燥湿止带，消肿排脓。

独　活：伞形科植物重齿毛当归的干燥根。味辛、苦，性微温。归肾、膀胱经。功能：祛风除湿，通痹止痛，解表。

骨碎补：水龙骨科植物槲蕨的干燥根茎。味苦，性温。归肝、肾经。功能：活血疗伤止痛，补肾强骨；外用消风祛斑。

狗　脊：蚌壳蕨科植物金毛狗脊的干燥根茎。味苦、甘，性温。归肝、肾经。功能：祛风湿，补肝肾，强腰膝。

刺蒺藜：蒺藜科植物蒺藜的干燥成熟果实。味辛、苦，性微温，有小毒。归肝经。功能：平肝解郁，活血祛风，明目，止痒。

防　风：伞形科植物防风的干燥根。味辛、甘，性微温。归膀胱、肝、脾经。功能：祛风解表，胜湿止痛，止痉。

玉　竹：百合科植物玉竹的干燥根茎。味甘，性微寒。归肺、胃经。功能：养阴润燥，生津止渴。

何首乌：蓼科植物何首乌的干燥块根。味苦、甘、涩，性微温。归肝、心、肾经。功能：解毒，消痈，截疟，润肠通便。

防　己：防己科植物粉防己的干燥根。味苦，性寒。归膀胱、肺经。功能：祛风湿，止痛，利水消肿。

萆　薢：薯蓣科植物薯蓣的干燥根茎。味苦，性平。归肾、胃经。功能：利湿去浊，祛风除痹。

龟甲胶：龟科动物乌龟的背甲及腹甲，经水煎煮，浓缩制成的固体胶。味咸、甘，性凉。归肝、肾、心经。功能：滋阴，养血，止血。

猪　苓：多孔菌科真菌猪苓的干燥菌核。味甘、淡，性平。归肾、膀胱经。功能：利水渗湿。

酸枣仁：鼠李科植物酸枣的干燥成熟种子。味甘、酸，性平。归肝、胆、心经。功能：养心补肝，宁心安神，敛汗，生津。

火麻仁：桑科植物大麻的干燥成熟种子。味甘，性平。归脾、胃、大肠经。功能：润肠通便。

海　马：海龙科动物线纹海马、刺海马、大海马、三斑海马或小海马的干燥体。味甘、咸，性温。归肝、肾经。功能：温肾壮阳，散结消肿。

玄精石：硫酸盐类石膏族矿物石膏的晶体。味咸、寒，性温。归肺、肝经。功能：养阴清热。

姜　黄：姜科植物姜黄的干燥根茎，味辛、苦，性温。归脾、肝经。功能：破血行气，通经止痛。

椿白皮：苦木科植物臭椿的干燥根皮或干皮。味苦、涩，性寒。归大肠、胃、肝经。功能：清热燥湿，收涩止带，止泻，止血。

羌　活：伞形科植物羌活的干燥根茎及根。味辛、苦，性温。归膀胱、肾经。功能：解表散寒，祛风除湿，止痛。

紫 草 茸：胶蚧科动物紫胶虫在树枝上所分泌的干燥胶质。味甘、咸，性平。归肺、肝经。功能：清热，凉血，解毒。

三 七：五加科植物三七的干燥根和根茎。味甘、微苦，性温。归肝、胃经。功能：散瘀止血，消肿定痛。

珍 珠：珍珠贝科动物马氏珍珠贝等双壳类动物受刺激形成的珍珠。味甘、咸，性寒。归心、肝经。功能：安神定惊，明目消翳，解毒生肌，润肤祛斑。

川 芎：伞形科植物川芎的干燥根茎。味辛，性温。归肝、胆、心包经。功能：活血行气，祛风止痛。

白 茅 根：禾本科植物白茅的干燥根茎。味甘，性寒。归肺、胃、膀胱经。功能：凉血止血，清热利尿。

僵 蚕：蚕蛾科昆虫家蚕 4~5 龄的幼虫感染白僵菌而致死的干燥体。味咸、辛，性平。归肝、肺、胃经。功能：息风止痉，祛风止痛，化痰散结。

茵 陈：菊科植物滨蒿或茵陈蒿的干燥地上部分。味苦、辛，性微寒。归脾、胃、肝、胆经。功能：清利湿热，利胆退黄。

狗 宝：犬科动物狗的胃中结石。味甘、咸，性平。归脾、胃、心经。功能：降逆气，开郁结，消积，解毒。

百 合：百合科植物卷丹、百合或细叶百合的干燥肉质鳞叶。味甘，性微寒。归心、肺经。功能：养阴润肺，清心安神。

木 瓜：蔷薇科植物贴梗海棠的干燥近成熟果实。味酸，性温。归肝、脾经。功能：舒筋活络，和胃化湿。

藕　节： 睡莲科植物莲的干燥根茎节部。味甘、涩，性平。归肝、肺、胃经。功能：收敛止血，化瘀。

马鞭草： 马鞭草科植物马鞭草的全草。味苦，性凉。归肝、脾经。功能：清热解毒，活血散瘀，利水消肿。

大腹皮： 棕榈科植物槟榔的干燥果皮。味辛，性微温。归脾、胃、大肠、小肠经。功能：行气宽中，行水消肿。

苍　术： 菊科植物茅苍术或北苍术的干燥根茎。味辛、苦，性温。归脾、胃、肝经。功能：燥湿健脾，祛风散寒，明目。

苏　木： 豆科植物苏木的干燥心材。味甘、咸，性平。归心、肝、脾经。功能：活血祛瘀，消肿止痛。

安息香： 安息香科植物白花树的干燥树脂。味辛、苦，性平。归心、脾经。功能：开窍醒神，行气活血，止痛。

夏枯草： 唇形科植物夏枯草的干燥果穗。味辛、苦，性寒。归肝、胆经。功能：清肝泻火，明目，散结消肿。

寒水石： 碳酸盐类矿物方解石族方解石，味辛、咸，性寒。归心、胃、肾经。功能：清热泻火。

桂　枝： 樟科植物肉桂的干燥嫩枝。味辛、甘，性温。归心、肺、膀胱经。功能：发汗解肌，温通经脉，助阳化气，平冲降逆。

锁　阳： 锁阳科植物锁阳的干燥肉质茎。味甘，性温。归肝、肾、大肠经。功能：补肾阳，益精血，润肠通便。

第六回　甘府投亲

甘　　蔗： 禾本科植物甘蔗的茎秆。味甘，性寒。归肺、脾、胃经。功能：清热生津，润燥和中，解毒。

银 柴 胡： 石竹科植物银柴胡的干燥根。味甘，性微寒。归肝、胃经。功能：清虚热，除疳热。

莲 子 心： 睡莲科植物莲的成熟种子中的干燥幼叶及胚根。味苦，性寒。归心、肾经。功能：清心安神，交通心肾，涩精止血。

甘　　松： 败酱科植物甘松的干燥根及根茎。味辛、甘，性温。归脾、胃经。功能：理气止痛，开郁醒脾；外用祛湿消肿。

女 贞 子： 木犀科植物女贞的干燥成熟果实。味甘、苦，性凉。归肝、肾经。功能：滋补肝肾，明目乌发。

佛　　手： 芸香科植物佛手的干燥果实。味辛、苦、酸，性温。归肝、脾、胃、肺经。功能：疏肝理气，和胃止痛，燥湿化痰。

木 槿 皮： 松科植物金钱松的干燥根皮或近根树皮。味甘、苦，性微寒。归大肠、肝、脾经。功能：清热利湿，杀虫止痒。

燕　　窝： 雨燕科动物金丝燕的唾液与绒羽等混合凝结所筑成的巢窝。味甘，性平。入肺、胃、肾经。功能：养阴润燥，益气补中。

薄　　荷： 唇形科植物薄荷的干燥地上部分。味辛，性凉。归肺、肝经。功能：疏散风热，清利头目，利咽透疹，疏肝行气。

升　　麻： 毛茛科植物升麻的干燥根茎。味辛、微甘，性微寒。归肺、脾、胃、大肠经。功能：发表透疹，清热解毒，升举阳气。

绿　　豆：为豆科植物绿豆的种子。味甘，性凉。入心、胃经。功能：清热解毒，消暑，利水。

金线重楼：百合科植物金线重楼的干燥根茎。味苦，性微寒。归肝经。功能：清热解毒，消肿止痛，凉肝定惊。

急　性　子：凤仙花科植物凤仙花的干燥成熟种子。味微苦、辛，性温。归肺、肝经。功能：破血，软坚，消积。

木　　贼：木贼科植物木贼的干燥地上部分。味甘、苦，性平。归肺、肝经。功能：疏散风热，明目退翳。

霜　桑　叶：桑科植物桑的秋天经霜干燥叶。味甘、苦，性寒。归肺、肝经。功能：疏散风热，清肺润燥，平抑肝阳，清肝明目。

桑　白　皮：桑科植物桑的干燥根皮。味甘，性寒。归肺经。功能：泻肺平喘，利水消肿。

棕　榈　皮：棕榈科植物棕榈的干燥叶柄。味苦、涩，性平。归肝、脾、大肠经。功能：收敛止血。

白　　蔹：葡萄科植物白蔹的干燥块根。性微寒，味苦。归心、胃经。功能：清热解毒，消痈散结，敛疮生肌。

零　陵　草：是报春花科植物灵香草的全草。味辛、甘，性温。归肺、脾、胃经。功能：宣肺通窍，散寒化湿，健脾和中。

西　河　柳：柽柳科植物柽柳的干燥细嫩枝叶。味甘，性平。归肺、胃、心经。功能：发表透疹，祛风除湿，解毒。

228

三　　奈：姜科植物山奈的干燥根茎。味辛，性温。归胃经。功能：行气
　　　　温中，消食止痛。

紫　　草：紫草科植物新疆紫草或内蒙紫草的干燥根。味甘、咸，性寒。
　　　　归心、肝经。功能：清热凉血，活血解毒，透疹消斑。

桃　　花：为蔷薇科植物桃或山桃的花。味苦，性平。归心、肝、大肠经。
　　　　功能：行气利水，活血化瘀，祛痘毒。

青壳龙眼：即桂圆，无患子科植物龙眼，取其假种皮入药。味甘、平，性
　　　　温。归心、脾、胃经。功能：补心脾，益气血，健脾胃，养
　　　　肌肉。

天　　蛾：即蚕蛾，蚕科动物家蚕雄虫的全体。味咸，性温。归肝、肾经。
　　　　功能：补肾壮阳，涩精，止血，解毒消肿。

冰　　片：为樟科植物樟的新鲜枝、叶经提取加工制成。味辛、苦，性微
　　　　寒。归心、脾、肺经。功能：开窍醒神，清热止痛。

第七回　红娘卖药

锦 灯 笼：茄科植物酸浆的宿萼或带宿萼的果实。味苦，性寒。归肺经。
　　　　功能：清热解毒，利咽化痰，利尿通淋。

鲫　　鱼：鲤科动物鲫鱼的肉或全体。味甘，性平。归胃、大肠。功能：
　　　　健脾利湿，通乳。

鸡　　肉：雉科动物家鸡的肉。味甘，性温。归脾、胃经。功能：温中益
　　　　气，补精填髓。

米　　酒：蒸熟的江米（糯米）拌上酒酵发酵而成的一种甜米酒。味甘、辛，性温。归肝、肺、肾经。功能：温寒补虚，提神解乏，解渴消暑，活血化瘀。

武夷茶：是具有岩韵（岩骨花香）品质特征的乌龙茶。产于福建闽北"秀甲东南"的武夷山一带，茶树生长在岩缝之中。最著名的武夷岩茶是大红袍茶。味苦、甘，性微寒。功能：明目益思，提神醒脑，健胃消食，利尿消毒，祛痰治喘，止渴解暑。

山　　楂：蔷薇科植物山里红或山楂的干燥成熟果实。味酸、甘，性微温。归脾、胃肝经。功能：消食健胃，行气散瘀，化浊降脂。

冬 瓜 子：葫芦科植物冬瓜的干燥成熟种子。味甘，性微寒。归肺、脾、小肠经。功能：清热化痰，排脓利湿。

淡 豆 豉：豆科植物大豆的成熟种子的发酵加工品。味苦、辛，性凉。归肺、胃经。功能：解表除烦，宣发郁热。

莪　　术：姜科植物莪术或温郁金的干燥根茎。味辛、苦，性温。归肝、脾经。功能：破血行气，消积止痛。

人 中 黄：为甘草末置竹筒内，于人粪坑中浸渍一定时间后的制成品。味甘、咸，性寒。归心、胃经。功能：清热凉血，泻火解毒。

人 中 白：为健康人尿自然沉淀的固体物。味咸，性凉。归肺、心、膀胱经。功能：清热降火，止血化瘀。

白 丁 香：为文鸟科动物麻雀的粪便。味苦，性温。归肝、肾经。功能：消积，明目。

两头尖: 毛茛科植物多被银莲花的干燥根茎。味辛,性热。归脾经。功能:祛风湿,消痈肿。

小童便: 10岁以下的童子尿叫童便(分干性和湿性),以满月前一天的男孩清晨的第一泡尿为最佳。味咸,性寒。归肺、肾经。功能:滋阴降火,凉血散瘀。

望月砂: 兔科兔属动物东北兔和华南兔等野兔的干燥粪便。味辛,性寒。归肝、肺经。功能:去翳明目,解毒杀虫。

暴中蛆: 为丽蝇科昆虫大头金蝇及其近缘昆虫的干燥幼虫。味咸,性寒。归脾、胃经。功能:化食,消疳。

小　蓟: 菊科植物刺儿菜的干燥地上部分。味甘、苦,性凉。归心、肝经。功能:凉血止血,散瘀解毒消痈。

土茯苓: 百合科植物光叶菝葜的干燥根茎。味甘、淡,性平。归肝、胃经。功能:解毒除湿,通利关节。

槐　角: 豆科植物槐的干燥成熟果实。味苦,性寒。归肝、大肠经。功能:清热泻火,凉血止血。

北沙参: 伞形科植物珊瑚菜的干燥根。味甘、苦、淡,性凉。归肺、胃经。功能:养阴清肺,祛痰止咳。

橘　核: 芸香科植物橘及其栽培变种的干燥成熟种子。味苦,性平。归肝、肾经。功能:理气,散结,止痛。

板蓝根: 十字花科植物菘蓝的干燥根。味苦,性寒。归心、胃经。功能:清热解毒,凉血利咽。

泽　兰：唇形科植物毛叶地瓜儿苗的干燥地上部分。味苦、辛，性微温。归肝脾经。功能：活血调经，祛瘀消痈，利水消肿。

蒲　黄：香蒲科植物水烛香蒲、东方香蒲或同属植物的干燥花粉。味甘，性平。归肝、心包经。功能：止血化瘀，利尿通淋。

浮　萍：浮萍科植物紫萍的干燥全草。味辛，性寒。归肺、膀胱经。功能：宣散风热，透疹止痒，利尿消肿。

桑螵蛸：螳螂科昆虫大刀螂、小刀螂或巨斧螳螂的干燥卵鞘。味甘、咸，性平。归肝、肾经。功能：固精缩尿，补肾助阳。

红　花：菊科植物红花的干燥花。味辛，性温。归心、肝经。功能：活血通经，散瘀止痛。

海浮石：胞孔科动物脊突苔虫或瘤苔虫的骨骼，俗称石花。或火山喷出的岩浆形成的多孔状石块，又称浮海石。味咸，性寒。归肺、肾经。功能：清肺化痰，软坚散结，利尿通淋。

紫梢花：简骨海绵科动物脆针海绵的干燥群体。味甘，性温。归肾经。功能：补肾助阳，固精缩尿。

石榴皮：石榴科植物石榴的干燥果皮。味酸、涩，性温。归大肠经。功能：涩肠止泻，止血驱虫。

降　香：豆科植物降香檀树干和根的干燥心材。味辛，性温。归肝、脾经。功能：化瘀止血，理气止痛。

青　黛：爵床科植物马蓝、蓼科植物蓼蓝或十字花科植物菘蓝的叶或茎叶经加工制得的干燥粉末、团块或颗粒。味咸，性寒。归肝经。

功能：清热解毒，凉血消斑，泻火定惊。

水牛角： 牛科动物水牛的角。味苦，性寒。归心、肝经。功能：清热凉血，解毒定惊。

陈仓米： 禾本科稻属植物稻经加工后，入仓年久而色变的米。味甘、淡，性平。归脾、胃、心、大肠经。功能：养胃，渗湿，除烦，止泻。

芝麻油： 从芝麻中榨取的油脂。味甘，性凉。归肺、大肠经。功能：润燥通便，解毒生肌。

冬瓜皮： 葫芦科植物冬瓜干燥外层果皮。味甘，性凉。归脾、小肠经。功能：利尿消肿，清热解暑。

南瓜子： 葫芦科植物南瓜的果实。味甘，性平。归肺、大肠经。功能：补中益气，消炎止痛，解毒杀虫。

猴头菇： 真菌植物门真菌猴头菌的子实体，是名贵的食用菌。味甘，性平。入脾、胃经。功能：利五脏，助消化。

黄　瓜： 葫芦科植物黄瓜的果实。味甘，性凉。入脾、胃、大肠经。功能：除热，利水，解毒。

儿　茶： 豆科植物儿茶的去皮枝、干的干燥煎膏。味苦、涩，性微寒。归肺、心经。功能：活血止痛，止血生肌，收湿敛疮，清肺化痰。

白头翁： 毛茛科植物白头翁的干燥根。味苦，性寒。归胃、大肠经。功能：清热解毒，凉血止痢。

233

大 风 子： 大风子科植物大风子的干燥种子。味辛，性热。归肝、脾经。
功能：祛风燥湿，攻毒杀虫。

白 附 子： 天南星科植物独角莲的干燥块茎。味辛，性温，有毒。归胃、
肝经。功能：燥湿化痰，祛风止痉，止痛，解毒散结。

梨： 蔷薇科植物白梨、沙梨、秋子梨等栽培种的果实。味甘微酸，
性凉。入肺、胃经。功能：生津，润燥，清热，化痰。

漏 芦： 菊科植物祁州漏芦的干燥根。味苦，性寒。归胃经。功能：清
热解毒，消痈散结，通经下乳，舒筋通脉。

槟 榔： 棕榈科植物槟榔的干燥成熟种子。味苦、辛，性温。归胃、大
肠经。功能：杀虫消积，行气利水，截疟。

玉 簪 花： 百合科植物玉簪的花蕾。味甘，性凉。归肺经。功能：清热解
毒，止咳利咽。

龟 板： 龟科动物乌龟的背甲及腹甲。味咸、甘，性微寒。归肝、肾、
心经。功能：滋阴潜阳，益肾强骨，养血补心，固经止崩。

红 升 丹： 为水银、火硝、白矾、朱砂、雄黄、皂矾炼制而成的红色氧化
汞。功能：拔毒提脓，去腐生肌，杀虫燥湿。

黄 连： 毛茛科植物黄连、三角叶黄连或云连的干燥根茎。以上三种分
别习称"味连""雅连""云连"。味苦，性寒。归心、脾、胃、
肝、胆、大肠经。功能：清热燥湿，泻火解毒。

黄 芩： 唇形科植物黄芩的干燥根。味苦，性寒。归肺、胆、脾、大肠、
小肠经。功能：清热燥湿，泻火解毒，止血，安胎。

黄　　精：百合科植物滇黄精、黄精或多花黄精的干燥根茎。味甘，性平。归脾、肺、肾经。功能：补气养阴，健脾润肺，益肾。

松　　香：松科植物油松、马尾松或云南松树干中取得的油树脂，经蒸馏除去挥发油后的遗留物。味苦、甘，性温。归肝、脾经。功能：祛风燥湿，排脓拔毒，生肌止痛。

黄　　蜡：即蜂蜡，蜜蜂科昆虫蜜蜂分泌的蜡。味甘，性微温。归脾经。功能：解毒，敛疮，生肌，止痛。

黄　　柏：芸香科植物黄皮树或黄檗的干燥树皮。味苦，性寒。归肾、膀胱经。功能：清热燥湿，泻火解毒，除骨蒸。

藁　　本：伞形科植物藁本或辽藁本的干燥根茎和根。味辛，性温。归膀胱经。功能：祛风散寒，除湿止痛。

钻 地 风：虎耳草科植物钻地风的根及茎藤。味淡，性凉。归脾经。功能：舒筋活络，祛风活血。

虎　　胫：猫科动物虎的小腿骨。味辛，性温。入肝、肾经。功能：祛风定痛，强筋健骨。

海 桐 皮：豆科植物刺桐或乔木刺桐的树皮。味苦、辛，性平。归肝经。功能：祛风湿，通络止痛，杀虫止痒。

茄　　根：茄科茄属植物白茄的根。味甘、辛，性寒。归肝经。功能：祛风利湿，清热止血。

青 礞 石：变质岩类黑云母片岩或绿泥石化云母碳酸盐片岩。味甘、咸，性平。归肺、心、肝经。功能：坠痰下气，平肝镇惊。

第八回　金钗遗祸

草 决 明： 豆科植物决明或小决明的干燥成熟种子。味甘、苦、咸，性微寒。归肝、大肠经。功能：清肝明目，润肠通便。

益 智 仁： 姜科植物益智的干燥成熟果实。味辛，性温。归脾、肾经。功能：暖肾固精，缩尿，温脾止泻摄唾。

黑　　豆： 豆科草本植物大豆的干燥成熟种子。味甘，性平。归脾、肾经。功能：益精明目，养血祛风，利水解毒。

瓦　　松： 景天科植物瓦松的干燥地上部分。味酸、苦，性凉。归肝、肺、脾经。功能：凉血止血，解毒敛疮。

远　　志： 远志科植物远志或卵叶远志的干燥根。味苦、辛，性温。归心、肾、肺经。功能：安神益智，交通心肾，祛痰开窍，消散痈肿。

石 决 明： 鲍科动物杂色鲍、皱纹盘鲍、羊鲍、澳洲鲍、耳鲍或白鲍的贝壳。味咸，性寒。归肝经。功能：平肝潜阳，清肝明目。

芙 蓉 花： 豆科植物合欢的干燥花序或花蕾。味微苦，性凉。归肺、心、肝经。功能：凉血清热，排脓，治水火烫伤；外用消肿止痛。

蜂　　蜜： 蜜蜂科昆虫中华蜜蜂或意大利蜜蜂所酿的蜜。味甘，性平。归肺、脾、大肠经。功能：补中润燥，止痛解毒；外用生肌敛疮。

枳 椇 子： 鼠李科植物枳椇的干燥成熟种子。味甘，性平。归胃经。功能：利水消肿，解酒毒。

红　　枣： 鼠李科植物枣的干燥成熟果实。味甘，性温。归脾、胃、心经。

功能：补中益气，养血安神。

沙苑子: 豆科植物扁茎黄芪的干燥成熟种子。味甘，性温。归肝、肾经。功能：补肾助阳，固精缩尿，养肝明目。

熊　　胆: 食肉目熊科动物棕熊、黑熊的干燥胆囊，内含胆膏或干燥胆仁。味苦，性寒。归肝、胆、心经。功能：清热解毒，息风止痉，清肝明目。

射　　干: 鸢尾科植物射干的干燥根茎。味苦，性寒。归肺经。功能：清热解毒，消痰利咽。

信　　石: 天然产矿物砷华或硫化物类矿物毒砂或雄黄等含砷矿物经加工制成。味辛，性大热，有大毒。归肺、大肠经。功能：蚀疮去腐，平喘化痰，截疟。

羊　　肝: 牛科动物山羊或绵羊的肝脏。味甘、苦，性凉。归肝经。功能：养血，补肝，明目。

海　　米: 海产白虾、红虾、青虾的炮制加工品。味甘、咸、性温。归肾经。功能：补肾壮阳，理气开胃。

丝　　瓜: 葫芦科植物丝瓜。味甘，性凉。归肺、肝、胃、大肠经。功能：清热化痰，凉血解毒。

粳　　米: 禾本科植物稻（粳稻）的种仁。味甘，性平。归脾、胃经。功能：补中益气，健脾和胃，除烦止渴，止泻止痢。

薤　　白: 百合科植物小根蒜或薤的干燥鳞茎。味辛、苦，性温。归心、肺、胃、大肠经。功能：通阳散结，行气导滞。

史国公药酒：功能：祛风除湿，活血通络。

灯 心 草：灯心草科植物灯心草的干燥茎髓。味甘、淡，性微寒。归心、肺、小肠经。功能：清心火，利小便。

楮 实 子：桑科植物构树的干燥成熟果实。味甘，性寒。归肝、脾、肾经。功能：滋肾，养肝，明目。

青 盐：为氯化物类石盐族矿物石盐的结晶体。味咸，性寒。归肾、肝经。功能：凉血明目。

青 葙 子：苋科植物青葙的干燥成熟种子。味苦，性微寒。归肝经。功能：清肝泻火，明目退翳。

蜂 房：胡蜂科昆虫果马蜂、日本长脚胡蜂或异腹胡蜂的巢。味甘，性平。归胃经。功能：攻毒杀虫，祛风止痛。

葱 白：百合科植物葱近根部的鳞茎。味辛，性温。归肺、胃经。功能：发汗解表，散寒通阳。

丝 瓜 子：为葫芦科植物丝瓜的种子。味苦，性寒。归肺、大肠经。功能：清热利水，通便，驱虫。

虻 虫：虻科昆虫复带虻的雌性全虫。味苦，性凉，有毒。入肝经。功能：逐瘀，破积，通经。

第九回　番鳖造反

马 钱 子：马钱科植物马钱的成熟种子。味苦，性温，有大毒。归肝、脾经。功能：通络止痛，散结消肿。

饴　糖：米、麦、粟或蜀黍等粮食，经发酵糖化制成。味甘，性温。归脾、胃、肺经。功能：补中益气，缓急止痛，润肺止咳。

瓦楞子：蚶科动物毛蚶、泥蚶或魁蚶的贝壳。味咸，性平。归肺、胃、肝经。功能：消痰化瘀，软坚散结，制酸止痛。

胆南星：为制天南星的细粉与牛、羊或猪胆汁经加工而成，或为生天南星细粉与牛、羊或猪胆汁经发酵而成。味苦，性凉。归肺、肝、脾经。功能：清热化痰，息风定惊。

苏　梗：唇形科植物紫苏的干燥茎。味辛，性温。归肺、脾经。功能：理气宽中，止痛，安胎。

荔枝核：无患子科植物荔枝的干燥成熟种子。味甘，微苦，性温。归肝、肾经。功能：行气散结，祛寒止痛。

水红花子：蓼科植物红蓼干燥成熟果实。其味咸，性微寒。归肝、胃经。功能：散血消瘕，消积止痛，利水消肿。

龙　齿：古代哺乳动物如三趾马类、犀类、鹿类、牛类、象类等的牙齿化石。味甘、涩，性凉。归心、肝经。功能：镇静安神。

苏合香：金缕梅科植物苏合香树树干渗出的香树脂经加工精制而成。味辛，性温。归心、脾经。功能：开窍醒神，辟秽止痛。

没食子：没食子蜂科昆虫没食子蜂的幼虫寄生于壳斗科植物没食子树幼枝上所产生的虫瘿。味苦，性温。归肺、脾、肾经。功能：涩肠固精，止咳止血，敛疮。

阿　魏：伞形科植物新疆阿魏或阜康阿魏的树脂。味苦、辛，性温。归脾、胃经。功能：消积化瘀，散痞杀虫。

大　黄：蓼科植物掌叶大黄、唐古特大黄或药用大黄的干燥根和根茎。味苦，性寒。归脾、胃、大肠、肝、心包经。功能：泻下攻积，清热泻火，凉血解毒，止血，逐瘀通经，利湿退黄。

螃　蟹：弓蟹科动物中华绒螯蟹和日本绒螯蟹的肉和内脏。味咸，性寒。归肝、胃经。功能：清热，散瘀，消肿解毒。

刺猬皮：刺猬科动物刺猬的干燥外皮。味苦、涩，性平。归肾、胃、大肠经。功能：固精缩尿，收敛止血，化瘀止痛。

象　皮：象科动物亚洲象的皮。味甘、咸，性温。归脾、膀胱经。功能：止血，敛疮。

芡　实：睡莲科植物芡的干燥成熟种仁。味甘、涩，性平。归脾、肾经。功能：益肾固精，补脾止泻，除湿止带。

胆　矾：三斜晶系胆矾的矿石，主含含水硫酸铜。味酸、辛，性寒，有毒。归肝、胆经。功能：涌吐痰涎，解毒收湿，祛腐蚀疮。

生附子：毛茛科植物乌头的子根。味辛、甘，性大热。归心、肾、脾经。功能：回阳救逆，补火助阳，散寒止痛。

商　陆：商陆科植物商陆或垂序商陆的干燥根。味苦，性寒，有毒。归肺、脾、肾、大肠经。功能：逐水消肿，通利二便，外用消肿散结。

葶苈子：十字花科植物播娘蒿或独行菜的干燥成熟种子。味辛、苦，性大寒。归肺、膀胱经。功能：泻肺平喘，行水消肿。

冬 葵 子：锦葵科植物冬葵的干燥成熟种子。味甘、涩，性凉。归大肠、小肠、膀胱经。功能：清热利尿，下乳润肠。

皂 角 刺：豆科植物皂荚的干燥棘刺。味辛，性温。归肝、胃经。功能：消肿托毒，排脓杀虫。

葳 蕤 子：即百合科植物玉竹的种子。味甘，性微寒。归肺、胃经。功能：养阴润燥，润肠通便。

禹 余 粮：氢氧化物类矿物褐铁矿，主含碱式氧化铁。味甘、涩，性微寒。归胃、大肠经。功能：涩肠止泻，收敛止血。

薏 苡 仁：禾本科植物薏苡的干燥成熟种仁。味甘、淡，性凉。归脾、胃、肺经。功能：利水渗湿，健脾止泻，除痹，排脓，解毒散结。

胡 芦 巴：豆科植物胡芦巴的干燥成熟种子。味苦，性温。归肾经。功能：温肾助阳，祛寒止痛。

天　　雄：毛茛科乌头属植物乌头的形长的块根。味辛，性热。入肾经。功能：祛风散寒，益火助阳。

硇　　砂：氯化物矿物硇砂或紫色石盐的晶体。味咸、苦辛，性温。归肝、脾、胃经。功能：消积软坚，化腐生肌，祛痰利尿。

柿　　蒂：柿树科植物柿的干燥宿萼。味苦、涩，性平。归胃经。功能：降气止呃。

旱 莲 草：菊科植物鳢肠的干燥地上部分。味甘、酸，性寒。归肾、肝经。功能：滋补肝肾，凉血止血。

第十回　甘草和国

莨 菪 子： 茄科植物莨菪或北莨菪的种子。味苦、辛，性温，有大毒。归心、胃、肝经。功能：解痉止痛，安神，定喘。

八角茴香： 八角科八角的干燥成熟果实。味辛，性温。归肾、膀胱经。功能：温肾散寒，和胃理气。

荆 芥 穗： 唇形科植物荆芥的干燥地上部分。味辛，性温。归肺、肝经。功能：解表散风，透疹消疮。

兔 脑 丸： 味甘，性温。入肺、肝经。功能：润肤疗疮。

紫 荆 花： 豆科植物紫荆的花蕾。味苦，性平。归肝、膀胱经。功能：活血通淋。

秋　　石： 人中白和食盐的加工品。味咸，性寒。归肺、肾经。功能：滋阴降火，止血消瘀。

铜　　绿： 铜表面经二氧化碳或醋酸作用生成的绿色锈衣，主含碱式碳酸铜。味酸、涩、苦，性寒。入肝、胆经。功能：退翳，去腐敛疮，杀虫，吐风痰。

鸡 冠 花： 苋科植物鸡冠花的干燥花序。味甘、涩，性凉。归肝、大肠经。功能：收敛止血，止带，止痢。

猪 蹄 甲： 猪科猪属动物猪的蹄甲。味咸，性平。归胃、大肠经。功能：化痰定喘，解毒生肌。

橘　　红： 芸香科植物橘及其栽培变种的干燥外层果皮。味辛、苦，性温。

归脾、肺经。功能：理气宽中，燥湿化痰。

香　附：莎草科植物莎草的干燥根茎。味辛、微苦、微甘，性平。归肝、脾、三焦经。功能：疏肝解郁，理气宽中，调经止痛。

椿　皮：苦木科植物臭椿的干燥根皮或干皮。味苦、涩，性寒。归大肠、胃、肝经。功能：清热燥湿，收涩止带，止泻，止血。

芦　荟：百合科植物库拉素芦荟、好望角芦荟或其他同属近缘植物叶的汁液浓缩干燥物。味苦，性寒。归肝、大肠经。功能：泻下，清肝，杀虫。

黑芝麻：脂麻科植物脂麻的种子。性平，味甘。入肝、肾经。功能：补肝肾，益精血，润五脏。

龙　胆：龙胆科植物龙胆的干燥根及根茎。味苦，性寒。归肝、胆经。功能：清热燥湿，泻肝胆火。

地　龙：钜蚓科动物参环毛蚓、通俗环毛蚓、威廉环毛蚓或栉盲环毛蚓的干燥体。味咸，性寒。归肝、脾、膀胱经。功能：清热定惊，通络，平喘，利尿。

爬山虎：葡萄科植物爬山虎的茎。味甘，性温。归膀胱经。功能：祛风通络，活血解毒。

牛蒡子：菊科植物牛蒡的干燥成熟果实。味辛、苦，性寒。归肺、胃经。功能：疏散风热，宣肺祛痰，利咽透疹，解毒消肿。

茺蔚子：唇形科植物益母草的干燥成熟果实。味辛、苦，性微寒。归心包、肝经。功能：活血调经，清肝明目。

蝼　蛄：蝼蛄科昆虫蝼蛄的干燥全虫。味咸，性寒。入胃、膀胱经。功能：利水，通便。

藜　芦：百合科植物黑藜芦的干燥根茎。性寒，味辛、苦。归肺、胃经。功能：涌吐风痰，杀虫疗疮。

谷精草：谷精草科植物谷精草的干燥带花茎的头状花序。味辛、甘，性平。归肝、肺经。功能：疏散风热，明目退翳。

青　果：橄榄科植物橄榄的干燥成熟果实。味甘、酸，性平。归肺、胃经。功能：清热解毒，利咽生津。

荷　花：睡莲科植物莲的大花蕾。味苦、甘，性温。归心、肝经。功能：祛湿止血。

马　勃：灰包科真菌脱皮马勃、大马勃或紫色马勃的干燥子实体。主产于内蒙古、甘肃、吉林、湖北。味辛，性平。归肺经。功能：清肺解毒，利咽止血。

透骨草：大戟科地构叶属植物地构叶的全草。味辛，性温。入肝、肾经。功能：祛风除湿，舒筋活血，散瘀消肿，解毒止痛。

山茱萸：山茱萸科植物山茱萸的干燥成熟果肉。味酸、涩，性微温。归肝、肾经。功能：补益肝肾，收涩固脱。

番白草：蔷薇科植物翻白草的干燥全草。味甘、苦，性平。归肺、小肠经。功能：清热解毒，止血消肿。

炉甘石：碳酸盐类矿物方解石族菱锌矿，主含碳酸锌。味甘，性平。归肝、脾经。功能：解毒明目退翳，收湿止痒敛疮。

老 鹳 草：牻牛儿苗科植物牻牛儿苗、老鹳草或野生老鹳草的干燥地上部分。味辛、苦，性平。归肝、肾、脾经。功能：祛风湿，通经络，止泻痢，清热解毒。

蜣　　螂：金龟子科动物屎壳螂的全虫。味咸，性寒。归肝、胃、大肠经。功能：破瘀定惊，通便散结，拔毒去腐。

蜘　　蛛：圆蛛科圆蛛属动物大腹圆蛛的全体。味苦，性寒。归肝经。功能：祛风消肿，解毒散结。

虎　　杖：蓼科植物虎杖的干燥根茎和根。味苦，性微寒。归肝、胆、肺经。功能：利湿退黄，清热解毒，散瘀止痛，化痰止咳。

石 菖 蒲：天南星科植物石菖蒲的干燥根茎。味辛、苦，性温。归心、胃经。功能：开窍豁痰，醒神益智，化湿和胃。

天 南 星：天南星科植物天南星、异叶天南星或东北天南星的干燥块茎。味苦、辛，性温，有毒。归肺、肝、脾经。功能：燥湿化痰，祛风止痉，散结消肿。

代 赭 石：氧化物类矿物刚玉族赤铁矿，主含三氧化二铁。味苦，性寒。归肝、心、肺、胃经。功能：平肝潜阳，重镇降逆，凉血止血。

青 风 藤：防己科植物青藤及毛青藤的干燥根茎。味苦、辛，性平。归肝、脾经。功能：祛风湿，通经络，利小便。

元　　胡：罂粟科多年生植物延胡索的干燥块茎。味辛、苦，性温。归肝、脾、心经。功能：活血，行气，止痛。

鱼　　鳔：为石首鱼科动物大黄鱼、小黄鱼、黄姑鱼或鲟科动物中华鲟、鳇鱼等的鱼鳔。味甘,性平。归肾、肝经。功能:补肝肾,养血止血,散瘀消肿。

自 然 铜: 硫化物类矿物黄铁矿族黄铁矿。味辛,性平。归肝经。功能:散瘀止痛,续筋接骨。

(以上涉及部分药物,按现行法规已禁止使用,本书仅为方便读者阅读参考予以简要介绍。)

后　记

　　《〈药会图〉抄本校注》就要付梓了，首先要感谢高瑞海先生的慷慨捐赠，没有他祖传的手抄本，当然就不会有这本书的缘起。

　　关于《药会图》的校点，参考资料较少，后来找到了几种版本，编写思路也不相同，我们忠于原抄本，原则上不做大段增减，只对明显错讹字做更正，以使文意畅达。点评内容则如观戏评说，以助读者对剧情的理解。

　　《药会图》的影印是第一步，由于手抄本年代久远，部分粘连，破损易碎，临朐县中医药博物馆孙峰馆长为此付出艰辛，之后又帮助查找购买相关资料。王钰涵、马铭科协助打印文稿。一并致谢！

　　致谢胡文宝、刘华、冯蓓蓓、史中夏等同事帮助资料查询和文稿校对。

　　致谢原潍坊市政协副主席王庆德先生为本书作序，并指导编写。

　　特别感谢我的恩师、96 岁高龄的金世元国医大师，对我的编写校注给予指导和勉励，并为本书题词：梨园橘井香，杏林高歌传。

谭波

2021 年 10 月